U0285147

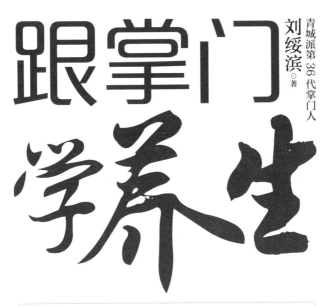

跟掌门学养生

青城派第36代掌门人

刘绥滨◎著

做一世健康暖美人

江苏科学技术出版社　凤凰含章

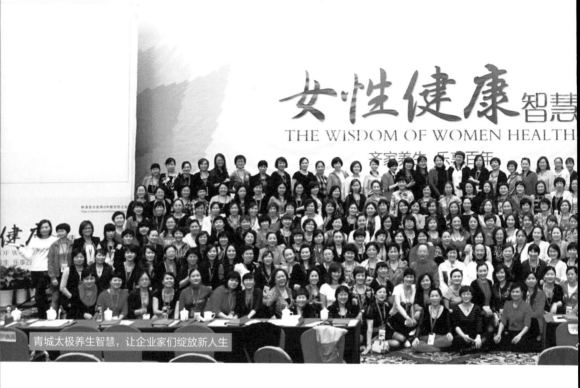

女性健康智慧

THE WISDOM OF WOMEN HEALTH

青城太极养生智慧，让企业家们绽放新人生

青城太极拳剑，既养生保健，亦系实用武术。

——香港著名武侠小说家　金庸

青城山的绿让人沉醉，《功夫熊猫2》中的"孔雀王"原型是青城派弟子，青城太极太神奇了。

——《功夫熊猫2》艺术总监 Raymond Zibach

青城太极与瑜伽异曲同工，都追求一种平衡，通过打太极我验证了自己没有颈椎病和肩周炎。导演们很辛苦，练几招很有用。

——《红楼梦》《橘子红了》等热播剧著名导演　李少红

无论在何时何处，只要练习青城太极，我就能感受到无穷的活力，而且它让我找到了东方女人的神韵。

——塞拉利昂的世界小姐　玛丽亚

《藏宝图》有望在四川取景，造访青城山，主要是向刘绥滨掌门请教一些太极功夫招式，为电影做准备，青城太极拳将在本片中充分展示。

——电影《藏宝图》（改编自诺贝尔文学奖获得者莫言同名小说）总制片人　余人

刘绥滨书中的一切教导，将青城太极的玄理和武德精神以浅显的文字向世人公布，打破传统武学每传一代保留绝学的做法，真是一种新思维、新风气，实乃当代武学大家。

——中华两岸事务交流协会秘书长、董事长　刘恩廷

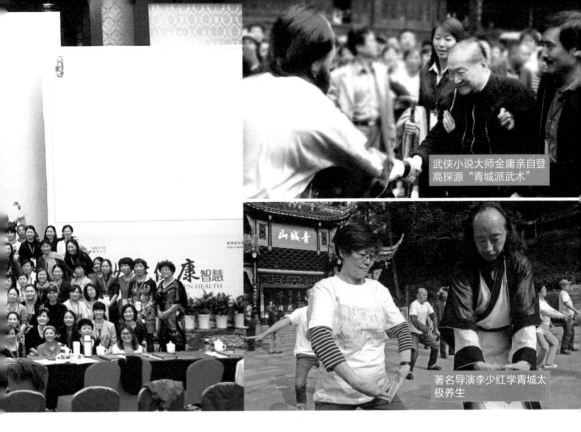

武侠小说大师金庸亲自登高探源"青城派武术"

著名导演李少红学青城太极养生

40岁女人的美丽秘诀，不是法国一流的化妆品，不是优雅舒适的生活，真正感谢的是中国最优秀的太极修炼与太极思想。
——法国东方文化传播中心创始人，国际健身气功联合会副主席　柯文

刘掌门7年来形貌几未变化，甚至更富"年轻太"。由此观之，道家养生亦为养颜妙法。
——成都中医药大学教授、《养生》杂志主编　马烈光

刘掌门是有心人，坐言起行，将长期累积的太极心法写成这本"太极女人"的养生宝典。
——国际知名杰出慈善家、成龙慈善基金会委员　赵曾学韫

接触青城养生太极的奥妙，以百日攻克基础，除了能让健康渐入佳境，心灵趋于平静，也会使家庭、事业、生活更趋美满。
——台湾正声广播资深节目主持人简立玲

这些年来，刘绥滨掌门一直在为青城太极的推广全球奔走，如今著书将青城太极之秘要和盘托出，供有心练习者按图索骥，也是有利人我之举。
——台湾佛光大学与南华大学创校校长卢森堡欧亚大学马来西亚校区校长　龚鹏程

这本书将把美好和健康带给更多的人，尤其是更多的母亲和未来的母亲。
——妇产科副主任医师、成都市武侯区妇幼保健院副院长　范文璧

全球600多家媒体20000余次宣传报道!

青城太极，全球推广！全民太极青城热潮盛大启幕！

媒体报道名单：中央电视台、中国新闻社、中国新华社、韩国电视台、美国 ICN国际卫视、
《好莱坞新闻》、伊朗电视台、日本NHK电视台、健康时报、新加坡联合早报、
法国《龙》《气》杂志、《ELLE MEN睿士》《新周刊》、广东卫视《健康有道》、
湖南卫视《天天向上 》、河南电视台《武术世界》……

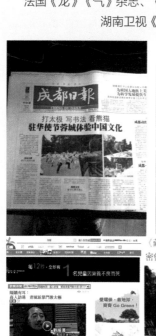

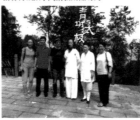

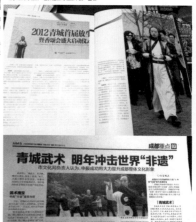

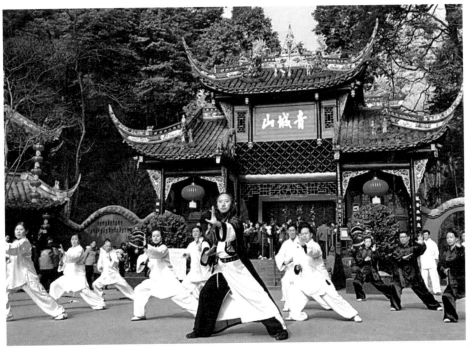

· 刘绥滨携众弟子在青城山下练习青城太极

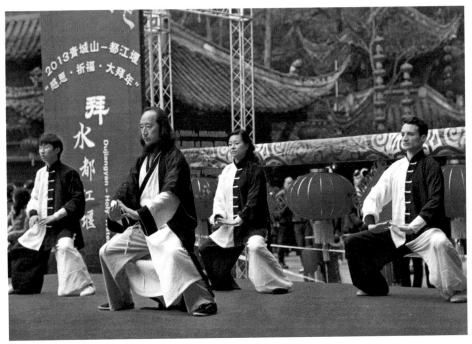

· 2013年大年初二央视国际频道直播青城太极

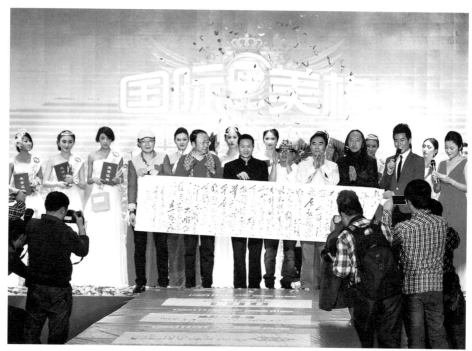

· 刘绥滨获邀担任2013国际美模超级联赛中国总决赛形体总顾问及专业评委

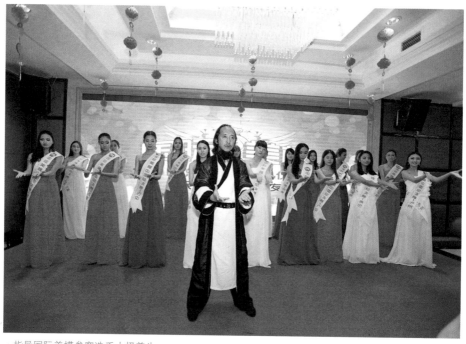

· 指导国际美模参赛选手太极养生

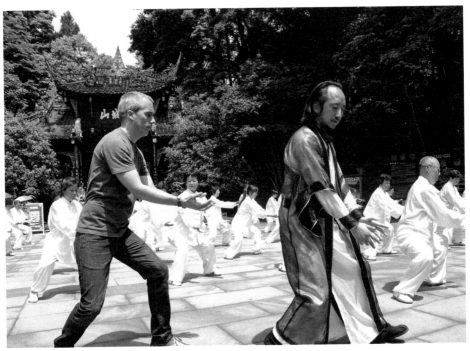

· 《功夫熊猫2》艺术总监学青城太极

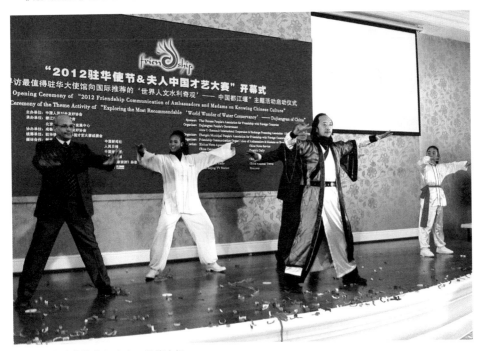

· 2012年驻华使节与夫人一起练太极

目录

第1章 Chapter 1

保养有道　女性更适合练太极

何为身体的"好"？这个"好"是要让身体阴阳平衡起来。气血平衡、昼夜规律、动静有度，女性身体功能协调，才能容光焕发、美丽动人。

第2章
Chapter 2

太极养生　轻松从头美到脚

不管是通过练习太极改善气血，还是通过饮食和按摩疏通气血，都需要持之以恒的毅力。女人的气血一旦调节好了，美丽自己就会找上门了。

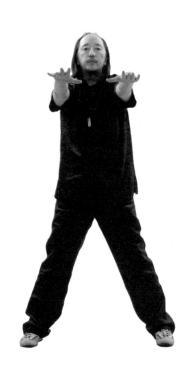

第3章
Chapter 3

解决肩颈、腰腿痛的回春良方

针对时间不多、压力大的办公室白领人群，青城太极独创了简易太极练习法。动作柔和不夸张，实效性强、作用大、省时省力，非常适合在办公室里练习。

第4章
Chapter 4

随手学　近在身边的保健动作

想要缓解症状，必须找出原因，做到因病制宜、有的放矢。太极动作简单又方便练习，只要坚持练习就能减轻身体的痛苦，是最值得的付出。

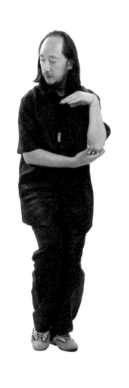

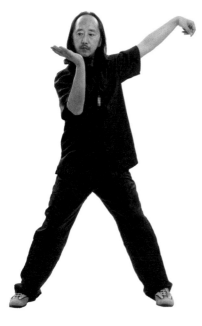

第5章 Chapter 5

特别调养 女人那些事儿

作为一个女性，时刻都要爱护自己，只有身体好了，生活才会真正地美好。除了饮食、按摩之外，太极练习也是少不了的。

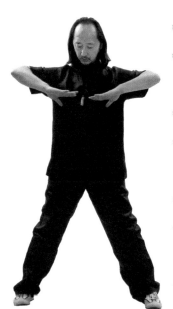

附 录

附录1　青城太极简介

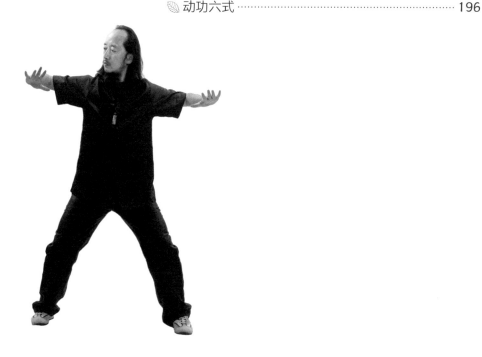

太极女人，很美

"太极女人"，一个很美的词，让我们联想到一个风韵优雅、有沉浮、有气度、有内涵、有定力的时尚东方女人。这样的女人是一首诗，是一幅画，具有变化莫测而日新月异的永恒之美。

我在巴黎全身心地传播中国的太极拳、气功已有20多年，转眼已经40多岁，学生遍布法国及欧洲各地，自己精力充沛、身体轻盈、快乐愉悦、内心平静，与二三十岁的年轻女人没有区别，觉得自己一直活在一种积极向上、充满追求与梦幻的最佳生命状态中，有用不完的"气"，是一个时尚的现代国际化女人。许多人问我："怎么岁月在你的身上没有留下痕迹？"我自己明白，这不是因为法国一流的化妆品，不是因为舒适优雅的生活，不是因为有一个好的老公与家庭，而是因为我们中国最优秀的太极修炼与太极思想，感谢它塑造了我的气质与定力，塑造了我的精神与人格。

在现在这个时代，我们可以说90%的年轻女人都是"美女"，各种美容、化妆品、时尚用品、漂亮服饰比比皆是，外在与外求的东西充盈市场，使我们外表美的东西太多，但随着岁月的流逝与生命的考验，就必须得有健康的身体、丰富的内心、平衡的情绪，找到自身的价值、生命的意义……慢慢沉淀出自己独特的气质，产生从内到外的美，一种岁月带不走的美。

太极拳表现的是太极思想，是中国人人生智慧的结晶，对生活在这个节奏飞快的信息社会的现代人尤为重要，它教会我们在内外、身心，在身体、精神、心理中编织出一张属于自己的平衡网。对我们女人来说，它教会我们调整、控制、舒发自己的情绪，打开自己的心胸，学会与自己内心沟通，学会了解自己的身体，进而强健自己的身体，掌握自己的健康。青城太极与时共进，有其独到的健身养心功法，易学易练，入门容易且见效快，每个女人在身体力行中找到自己最美的修炼之路。

在中国，很多年轻人认为太极拳是一个古老传统、适应老年人的慢运动，这是一个极大的误区，在法国，太极拳、健身气功、青城太极等成为时尚的养生养心的身心疗法，让我们在生命整体：生理—心理—精神中调节自己、完善自己、丰富自己、超越自己。

刘绥滨老师在这本书里给大家介绍了各种实用有效的功法，希望大家静心习练，走入自己的内心世界，以法带心，把自己塑造成一个独特的太极女人。

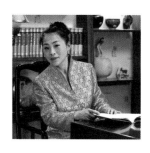

柯 文

·国际健身气功联合会副主席

·太极拳、健身气功资深教练

·法国青城太极研究会主席

·法国东方文化中心创始人、副主席、技术总监

道家智慧，太极养生又养颜

中华养生源自道家。作为道家十大洞天之一的青城山，其道家养生经验之积累，由来尚矣。只是限于道家修炼及传承特点，鲜能闻于俗世，甚至因此而濒于失传。幸有青城派刘绥滨掌门，自入道门起，夙兴夜寐，潜心挖掘整理青城道家养生经验，并将其广布于世，可谓"善莫大焉"。

四川出神仙。神仙之特点，遗世独立，仙风道骨，形貌不随时光流逝而移易。那么，刘掌门真可谓神仙中人！何也？我从2006年结识刘掌门起，至今已合作7年余。7年来，形貌几未变化，甚至更富"年轻态"。行动安然、长袖飘然、道颜恬然，神仙确然！由此观之，道家养生亦为养颜妙法。尤其是刘掌门耗费多年心血，以青城武术太极为根基，参各家养生运动法之长，总结出的青城太极养生功，颇能调理气血，增强五脏功能。中医认为，"心其华在面"，而面部荣光又是五脏气血充盈渗灌的外象，因此，五脏气血充盈，尤其心血充盛，则不仅形体康健，更"面若桃花"，红润光泽，所谓"容光焕发"也。可见，从医理来看，青城太极于养生养颜方面，确有效果。

"夫道者，能却老而全形。"随刘掌门习青城太极，"却老而全形"必不远矣。而刘掌门发愿让一亿人同修青城太极，"同登寿域"，实为"拯黎元于仁寿"之至善，我亦衷心祝福之，特不揣鄙陋，聊作小序！

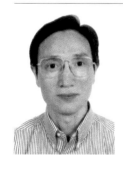

马烈光

· 成都中医药大学教授、博士研究生导师
· 养生研究中心主任、中医基础系主任
· 国家中医药管理局重点学科"中医养生学"学科带头人
· 《养生》杂志主编、国家自然科学基金委员会评审专家
· 国家中医药管理局文化科普巡讲专家

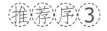

把健康和美好带给更多女性

绥滨又要出书了，这次和以往不同，是关于女性健康和美丽的。大概因为是老朋友，又因为我一直从事妇幼保健工作的缘故吧，有幸先拜读了这本书，越读越欣喜！

临床医生出身的绥滨，这次把现代医学理论和传统养生文化相结合，用青城太极和道家养生的方式，创编了生动易行的女性保健养生指导书，对于居住在城市、习惯快节奏城市生活的女性尤其适用。作为他的老同事、老朋友，见此书的问世，由衷地为他高兴！

算起来，绥滨从妇幼保健院离职也有快20年了，这次重新关注女性的健康，是否和曾经的"妇幼保健"情结有关呢？能为此书写序，我荣幸之至！

回想绥滨在都江堰市妇幼保健院工作的那些年，仿佛就在昨天。那时我们都很年轻，都初为医生。绥滨给我最深的印象是：这位同事有点特别，爱思考，做事情认真执著，爱学习，喜欢刨根究底，专业工作以外爱好广泛，喜欢诗歌、硬笔书法等，当然最喜欢的还是武术。那个时候医师的工作量很大，加班加点是经常的事情。后来我做了科室主任，在抢救病人、要做手术人手不够的时候，就经常叫绥滨加班，他从来都没抱怨过。除加班以外的大多数时间，他就去学习研究道家文化和青城武术了。

大家都没有想到的是，这么优秀的一个麻醉医师后来竟成了武术大师。

转瞬间，20多年过去了，我印象中的绥滨还是那样执著认真地去做他喜欢的事情。我们以前并不太了解青城武术，在他的努力下，青城武术一步一步地发展，一步一步地广为人知，一步一步地走向世界，又一步一步地走入寻常百姓的生活。令人欣喜的是，绥滨现在用青城武术来关心女人——人类的母亲。

感谢绥滨友，站在一个特定的角度把青城武术、道家养生文化与现代医学有机地结合，用通俗易懂的文字广为传播；祝贺绥滨友，在理想的人生道路上一路走来，步步坚实；更希望好朋友未来的生活更健康美好，并把美好和健康带给更多的人，带给更多的母亲和未来的母亲！

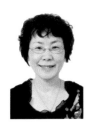

范文璧

· 妇产科副主任医师、成都市武侯区妇幼保健院副院长

· 成都市预防医学会妇幼专业委员会理事

· 中国人口健康研究院研究员

太极——女人健康智慧的法宝

女人是万物中的尤物，漂亮、美丽、性感是外在的东西，也许有的是与生俱来；而女人的哲学思维、高尚智慧、知性理性是内在的东西，是需要后天修炼的与灵魂同在的。怎样修炼？太极无疑是一把金钥匙，打开了哲学、智慧与健康之门。这种高层次的人体文化，以一招化万招、以万招化一招；以万念为一念、再化无念；从太极到无极、无极变太极，何等的智慧！何等的禅定！与大自然的平衡和谐，而又反哺了女人外在的东西，使得女人更加健康美丽、魅力四射，光芒万丈！

青城太极从千变万化的百余招式、到动静皆宜的六招式，掌门刘绥滨先生在万变和不变之中萃取、禅定，为今天这个现代、忙碌的时代，浮躁、亚健康的人群，提供了简单人人可修炼的功夫、带来了健康长寿、美丽智慧的福音！

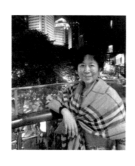

刘巧玲

· 中国著名策划专家、品牌与营销专家

· 中国生产力学会策划专家委员会全国专家委员

· 中国公共关系协会专家委员会学术委员

· 中国保健协会减肥分会副会长、文化创意产业专家学者

造福女性的养生宝典

慈善事业是终身事业，永不言休。我经常在内地与中国香港之间穿梭往返，在内地认识了不少奇人，刘绥滨掌门无疑是非常特别的一位奇人。刘绥滨，道号信玄，乃青城派第三十六代掌门人，是第一个荣获全球中华文化艺术薪传奖——中华武艺奖的大陆武术家。他有一个了不起的心愿：在有生之年，指导一亿人习练青城太极，让他们永葆身心健康。

刘掌门真是有心人，坐言起行，将长期累积的太极心法，写成了《跟掌门学养生：做一世健康暖美人》，我有幸先睹为快，更有幸受邀为这本简明易学的著作撰写序文，向广大读者推荐这本堪称"太极女人"的养生宝典。

刘掌门的这本深入浅出的书籍极有意思，用意是将太极及其心法全盘普及化，造福人群，特别是造福女性。太极一词出自《易经》："是故易有太极，是生两仪，两仪生四象，四象生八卦。八卦生吉凶，吉凶生大业。"根据孔颖达注疏："太极谓天地未分之前，元气混而为一，即是太初、太一也。"由此可见，太极关乎人生一切大事业，而健康是成就一切大事业的根基。

太极是阐明宇宙的道理，从无极而太极，即万物化生的过程。天地未开、混沌未分阴阳之前，太极即是始元的状态。在我看来，本书无疑是普通人的养生绝学。书中以简明的语言阐述如何"呼吸有道"，如何"阴阳平衡"，从而通过日常习练得以青春焕发；书中的习练动作十分简明，如伸颈、动手指、耸肩、晃脑、按膝眼、站功等，都能让匆忙的人生得以舒缓，让人体小宇宙逐渐返璞归真。

是为序。

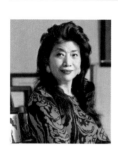

赵曾学韫 太平绅士

· 国际知名杰出慈善家、成龙慈善基金会委员

· 中国香港各界妇女联合协进会理事

· 成都市政协委员会常务委员

· 中国儿童少年基金会副会长

让世界因太极更美好

我自幼因身体多病开始随母亲习武，后来身体慢慢变好，同时也喜欢上了武术。大学就读于重庆医科大学，毕业后理所当然地成为了一名医生，但我从来没有间断对武术的热爱，我通过武术延伸到青城太极和道家哲学的学习和研究，道家智慧让我深深着迷。一晃十几年过去了，我渐渐发现人们无法从医院获得真正的身体健康，医生越来越忙，病人却越来越多，那么人类的健康之路到底在哪里？太极智慧启发了我，人们要想健康，一定要从自身找方法、找规律，无法依赖外在，况且中国不缺我一名医生，但却更需要有人去探索自然的健康之路。

于是我不顾亲人反对，放弃了国家干部公职，全身心地投入到对道家及太极智慧的研究和习练中。太极是先人两千年来总结的人类的运动智慧，是道家哲学思想的动态体现。通过练太极，我的身体从多病变为健康，也有无数人通过跟我练太极，从病人变成了完全健康的人，重新找回生活的美好。从医的经验让我也明白，长期习练青城太极能通经络、活气血，提升各脏腑的运化功能，从而让身体各种机能保持一种平衡状态，这就是为什么跟我练太极的人，无论身患什么慢性疾病，在习练太极之后，身体都会得到相应的改善。不懂所以的人认为这太神了，很感谢我，每至此，我都告诉对方要谢就谢我们祖先的智慧，感谢我们中华文化的博大精深，每个人用心习练太极，把自己的身体经营好，生活过好，就是最好的感谢。每每看到越来越多人变得越来越健康，我内心无比欣慰。

当下中国很多人希望健康长寿、青春永驻而纷纷赴瑞士，不惜花巨资注射羊胎素、干细胞。殊不知，很多瑞士人却在多年前热衷于学习青城太极，他们更相信中国道家的太极智慧，能从根本上让身心获得真正的健康。中国古代有很多皇帝、大臣不想通过练功获得长寿，总想找到更简单的方式，于是服食金丹，吃死不少，相比于这些流传民间未被科学论证的道家养生之术，青城太极恰有化繁为简、行之有效之长。

我有个梦想，想在有生之年看到有一亿人能通过习练青城太极获得身心健康，如果能实现，会让更多家庭摆脱疾病带来的痛苦和压力，为国家节省大量医疗费用。这是我的梦想，也是我此生的价值和使命。我没别的愿望，就是希望通过太极养生与道家智慧唤醒人们的健康意识，了解习练太极能提高身体的自愈力，治已病也治未病。

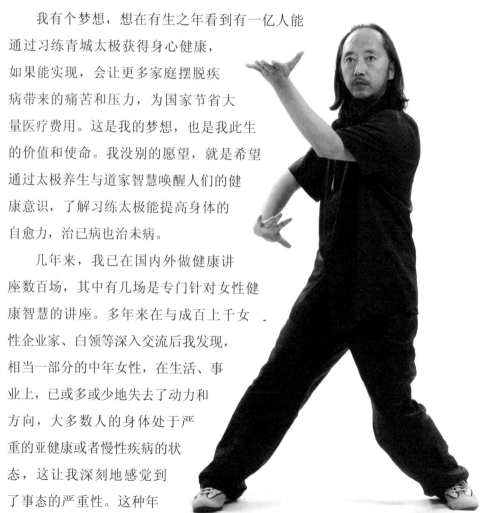

几年来，我已在国内外做健康讲座数百场，其中有几场是专门针对女性健康智慧的讲座。多年来在与成百上千女性企业家、白领等深入交流后我发现，相当一部分的中年女性，在生活、事业上，已或多或少地失去了动力和方向，大多数人的身体处于严重的亚健康或者慢性疾病的状态，这让我深刻地感觉到了事态的严重性。这种年龄阶段的女性大都承担着家庭和社会至关重要的角色，在家庭中承上启下，上对父母、公婆，中对丈夫、事业，下对儿女成长教育。如果她们身心失衡，不能和家庭成员和谐相处，将会引发各种矛盾和问题。所以一个女人是否健康、快乐、智慧，其实是一个家族兴衰与否的关键因素，而众多家族的兴衰，会影响到民族、国家乃至世界的兴衰。这绝对不是危言耸听。值得庆幸的是，这些问题都能通过习练太极得到有效地改善，所谓的中年危机实际是体能危机、健康危机，是精、气、神的危机，当一个女人的内在力量不足时，看到的外部世界全是危机，如老公不如以前好、孩子不听话、行业没以前好做等，因此这个阶段的女人应该通过习练青城太极改善身体状态，让自己精神饱满，精气神足了后看什么都不是问题了，而且人会变得很乐观。很多人跟我练太极后，家人都说自己性格变好了。所以说一个热爱运动、懂得太极智慧的女人一定是家庭的好风水。女人对家庭的影响不仅仅是她说了什么做了什么，重要的是她的状态，她是喜悦幸福还是恐惧痛苦？试问，一个不爱运动不健康的女人，怎么能让一个家庭充满阳光和幸福？长期习练太极的女人身心平衡，充满活力和幸福感，自然会带动整个家庭的能量。习练太极是一种健康的生活方式，太极智慧是一种健康的思维方式。大家都知道，生活方式和思维方式不改变，一切将无法改变，这也是一个人一生能否成功的关键因素，更是一个家庭给予后代的最深远的影响。就拿我本人来说，若不是因为母亲曾经习武，肯定不会有我的今天，家族的命运更是难以想象。因此有缘看到此书的女士通过您的学习，把青城太极以及太极智慧传递到您的家人乃至家族，让更多的人轻松收获健康和幸福智慧的人生，这将是一件非常重要而有意义的事情，也希望能有更多的人和我一起为人类的健康和中华文化的传承而努力奋斗，衷心地感谢你们！

刘绥滨（信玄）

癸巳秋于中国西蜀青城凌云楼

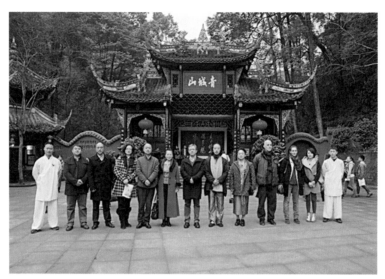

· 法、德、日、美健身气功协会及法国大众体育会主席问道青城养生

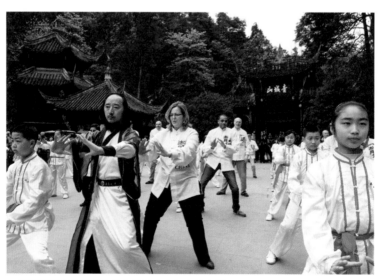

· 刘绥滨教32个国家驻华使节及夫人打青城太极

第1章

Chapter 1

保养有道
女性更适合练太极

何为身体的"好"？这个"好"是要让身体阴阳平衡起来。气血平衡、昼夜规律、动静有度，女性身体功能协调，才能容光焕发、美丽动人。

用太极"降伏"日本人

·神奇的青城太极

十多年前，在一次讲授太极拳的时候，日本空手道黑带二段高手高柳和光也在一边听，因为他身材魁梧，差不多重我一倍，所以我格外注意他。他一边和友人轻声地交流，一边认真地听我讲课。中途互动训练的时候，他笑着走上前来，我也笑着看着他。他有模有样地向我抱拳作揖，我也回礼。他用生硬的普通话告诉我，他想和我"切磋"。一听说有个外国人和老师比武，大家都静了下来，围成一圈。

他一出拳的时候，我就流动似地旋圆圈躲过，同时用旋转的圆圈挡回他的手，一招"青龙摆尾"把他发了出去，这个时候，他表情很奇怪地看了我一眼，连连退出人圈，最后他惊讶地喊："为什么我打不到他！为什么他很轻？"大家都善意地笑了起来。

之后，高柳和光就跟着我练习青城太极，发誓要做个"太极高手"，学到这门中国的神奇功夫。

想学太极，就要先了解什么是神奇的"太极"。作为我们传统文化的瑰宝，继承和发扬太极本就是我们后代的责任，再加上这些年人们对养生的重视，越来越多的人对太极产生了浓厚的兴趣，就连外国人对太极也出奇地着迷。现在，不但在东亚地区，甚至在欧美，大清早穿着宽松的练功服在茵茵绿树下，双手轻轻逆向而出地比划着太极这个标准范儿的洋面孔越来越多了，仅在法国就有我的2万名学员，从市长、大学校长、舞蹈家、音乐家，到歌星、模特，遍及老中青少四个年龄层。他们仰慕中国的武侠之名而学，本想可以飞檐走壁，却在习练这古老东方的"神奇功夫"中体味到了太极"天人合一、阴阳转换"的人生哲学，他们的身体也在太极动静结合的招式中得到了休整、调养。不经意间，老外也"养生了一把"。他们很多人反映，那些常年困扰他们的小病痛居然有了显著的改善。

习练青城太极的时间一般在饭前，因为空腹时习练，身体发热，会微微流汗，是提升新陈代谢最有效的方法，更是细胞自行清血、排毒、补气活血的最佳时机。而当人吃饱饭后，消化系统运作，身体就停止了排毒。

· 女性更适合练习太极

太极有这么多好的作用，可是，在中国练太极拳的人群中，往往老年人居多，老年人之中，又以男性居多。总的来说，在练太极的人群中，女性非常少，可能女性朋友认为练太极只是老人的事情，她们宁可花大把的钱去人满为患的健身场馆，也不愿练太极。但是，我要说，其实女性更适合练太极。

我认识的一个女性朋友，她在刚和我接触的时候，对太极没什么兴趣，经常提出一些刁钻的问题，在她眼里，西方国家健硕的硬汉才有真正的好身体。我告诉她，我碰到过一个美国健身协会的教练，他在美国健身界非常有名气，体格魅惑有力，全身上下没有一块赘肉，是很多女性朋友心目中的肌肉男、偶像。我让他把手搭在我身上，一下子就感到他的手冰凉，可知如此身材健硕的壮汉，身体却并不是很好，因为手冰凉，肯定是内在的气血不通之症状。可见，并不是外在体型好了，就有一个健康的好身体。

何为身体的"好"？这个"好"是要让身体阴阳平衡起来。血为阴、气为阳，夜为阴、昼为阳，静为阴、动为阳。气血平衡、昼夜规律、动静有度，女性身体功能协调，才能容光焕发、美丽动人。女性朋友若偏颇一方，熬夜或者过于宅、肆意宣泄都是不平衡的病态表现。

从太极拳的动作结构来看，太极拳动作有动静、虚实、刚柔、快慢等特点，女性朋友在习练太极拳时通过这些动作的变换，可以感受到动者亦静、静者亦动，动者属阳、静者属阴，阳无纯阳、阴无纯阴，静无纯静、动无纯动。身体在阴阳平衡的招式中，会将偏颇的部分调和起来。如《拳经》云："至于虚灵，一举一动，俱是太极图像。"

人其实没有好坏对错之分，核心就是"度"的把握。女人大多较敏感，易受外界环境的影响，引发不好的情绪，导致焦虑。长期习练太极的女人一眼就能被看出来，因为她们气质优雅，该动时则动，该静时则静。这些能力都能通过习练太极慢慢得到提升的。

《清静经》云，男动女静，人能常清静，天地悉皆归。适当地让自己处于清静状态，对一个现代女性保持充足的能量至关重要。然而现实生活中，大部分女人因为角色复杂，社会竞争压力大，一天到晚忙忙碌碌，时间一长把忙当充实，稍微有空还约同伴逛街，根本无法安静，一旦独处便立刻升起恐惧和不安，这其实是身体能量严重失衡、身心无法合一的表现，而这些都能通过习练青城太极得到有效地改善。在习练太极的过程中，我们进入"太极状态"，将平时原本1秒的抬手起身时间延至3秒、4秒甚至是5秒，我们的身体和心灵就开始了"补静"。当人处于"静"的状态时，身体能量开始回流，细胞进入全面的调整和修复状态，免疫力也有所提升。因此千万不要小看这种"缓慢"的招式对忙碌女性身体的"静作用"，"能静方知动""不静不知动之奇，不动不知静之妙"。很多跟着我练习太极的女企业家都跟我说，练了一段时间后，往往更容易沉下心来，如此的"静心"能使其心性平和，女人味十足。

如今，我那位女性朋友早已是忠实的太极迷了，她不仅自己练，还带着家人和同事一起练，现在都被她的朋友们戏称为"青城派二师傅"了，常常见她清晨和闲暇时穿着练功服抚袖翩翩，又恢复了气质丽人的感觉。可当初，她还是笃信"跑步机上得健康"的女性，包括练太极拳时穿的衣服，她都说不好看，又宽又大，穿上去没有那种让人很想运动的感觉。我笑着对她说，太极拳的衣着要求，不但是对人的保护，更符合女性的柔美之态，尤其是胳膊和腿，需要伸展，衣服宽松了不会有牵绊的感觉，做起动作来更挥洒自如，有着女性特有的柔和之美。现如今，当再和这位"二师傅"讨论这个话题时，她笑着说："真不敢想象，没有太极我会是什么样子。在当今这个高速发展的社会，练太极让我内外平衡，轻盈美丽。"

女性养生的"时尚"运动

·一个"以舞练武"的女人

中国香港舞蹈协会副主席钱秀莲博士，曾获国际武术比赛太极刀金牌，是中国香港第一代现代舞舞蹈家，获得了美国传记协会颁授的"当代杰出人物及终身成就奖"。我与钱秀莲女士是在2001年珠海国际太极交流大会上认识的。当时我在会上表演了青城玄门太极，她大为震撼，后来亲自来到青城山，向我讨教太极中关于"水"和"气"的学问，并学习了青城太极。

2009年，我去中国香港进行武术文化交流，我们就"气"进行了讨论和探究。我把青城山武术电视片给她看，电视片中主要说的是，习武的真正目的是养生，通过练习太极，吸收大自然的清气，把体内的污浊之气排出来。我告诉她，我每年都会到山中闭关修炼10天，让自己排除杂念，以求得到更多的灵气静修。

钱秀莲博士多年来对心灵和"太极"的持续修炼，让她看起来比实际年龄年轻很多，且充满了活力。像她这样的时尚文艺界、商界精英女性中也开始有人将旁人眼中的古老太极视为现代时尚运动。我开设的"女性企业家养生学习班"就常常补加名额来满足日益增加的精英女性的需求，而远在法国的奢侈品公司LV的管理层，近几年也开始风行习练太极。甚至，在王家卫的电影《一代宗师》中，迷住了世界观众的也是飘逸如仙的"太极高手"章子怡……

什么是"时尚"？就是当下社会最前卫的需求。如此说来，青城太极应该是最时尚的运动，它是几千年来人们总结出的身体最根本、最有效的运动规律，是获得健康的大智慧。

这里要特别说一下，血液循环对人体健康有很大影响。因为身体的各器官组织均需要足够的养分和足够的氧气才能正常运作，血液循环正是扮演着输送养分与氧气的角色，一旦血液循环变差，器官组织得不到适当的补给，自然功能就会下降。根据研究显示，人体的血液循环，尤其是微循环系统会随着人体年龄增加而逐渐减缓其功能。

女性的循环频率是：30～39岁下降一次，40～49岁再次下降，50～59岁会有明显退化。通常50岁以上的女人，容易感觉体力大不如前，易疲劳，此时若生活方式、工作方式及思维方式不调整，很快所有病症就会出现，引发下一轮各种疾病的暴发。

如果在此阶段前习练青城太极，打通经络，加速血液循环，让身体整个微循环系统畅通无阻，就会避免患上如高血压、糖尿病、动脉硬化、冠心病、白内障、慢性支气管炎及癌症等疾病，顺利度过60～90岁人生疾病危险期，从而开始人生新阶段。

·魅力太极女性：玛丽亚

2012年2月8日，青城山上，一位身穿白色青城派练功服、腰系红色腰带的洋妞在认真地练习太极。"大开天门、关公揽须、鹰击长空……"，像模像样。她就是来自塞拉利昂的世界小姐——玛丽亚。而就在那天，她成为了我们青城派门下的第一个外国女弟子。

"脚尖向前，手指向前，手肘抬平，慢慢向下……"玛丽亚学习的是青城太极动六式。玛利亚是我的第一位洋徒弟，练习中，我给玛丽亚讲解动作要领，帮她纠正体态。经过一番指导，玛丽亚打起太极一招一式还颇有一番韵味。

虽然我们接触时间不是很长，但是她很善良，而且懂礼貌，懂得入乡随俗，我们道家讲的就是修道积德，学武先学德。她是个慈善歌手，在非洲收养了600多名孤儿，也是汶川大地震后第一个进入灾区的志愿者，可以说，她的善良和懂事是我收下她做徒弟的重要原因。

玛丽亚告诉我们，她非常喜欢中国功夫，她在电影里看到中国人会飞，觉得不可思议。后来到了中国，才知道功夫的真正含义。她目前学习太极已经有两个年头，心得是：练太极对身体特别好，练了后感觉很舒服。不管在什么地方，要是感到累了，练一下后，马上就会感觉到有劲儿了。

女性练太极拳，会让女人的温柔娴静之美体现得更加彻底。凡是练习过太极的女子，就比如这位以其美丽称冠世界的"世界小姐"，她在习练太极后，比之前显得更加温柔，仿佛有一种神秘的光圈笼罩着她：亭亭玉立，体态轻盈，散发着着淡淡的令人着迷的东方神韵。

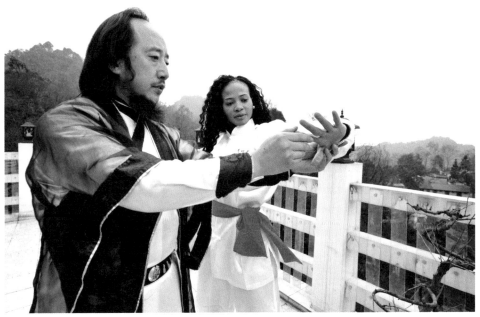

·世界小姐玛利亚慕名到青城山拜师学习城太极，练青城太极让她在中国及国际社会均有了很好的发展

太极塑造健康暖美人儿

·习练青城太极，女人变温暖

为什么心脏、脾脏、小肠很少会产生癌细胞？因为这几个器官温度高。心脏虽然只有人体体重的1/200，却负责提供1/9的体温；脾脏则是红血球集中的地方，同样属于高温器官；小肠要负责消化，必须经常活动，自然会比较温热。而易产生癌细胞的器官如食管、肺、胃、大肠、直肠、卵巢、子宫等都是中间呈空洞的器官，有空洞的器官，细胞会少，体温易下降，所以易出现癌细胞。而女性乳房因突出体外，不易保持体温，故此部位引发癌症的几率更高。另外，为什么凌晨3～5点易突发气喘或死亡性疾病？这也与此时人体温度较低有直接关系。

特别是女性常见病症，如手脚冰凉、宫寒、脾胃虚、乳腺疾病、子宫疾病等都是气血循环差、体温低导致免疫低所致，而免疫力就是白血球的运作能力。实际上只要体温上升1℃，免疫力就能提高5～6倍。而青城太极养生功特点之一，就是能加速血液循环，提高体温，长期习练，会让习练者远离乳腺癌等各种癌症。我曾在湖南卫视《天天向上》节目上秀过一把搭欧弟肩，让他体验太极站功对人体的"升温"作用，那次他在体验过程中当即满身大汗，让汪涵等名嘴们叹为观止。

人体毒素来自哪里？忧伤是毒药，长期吃药也会慢性中毒。生活压力、情绪、便秘、失眠等都会引起自体中毒。

练太极可以加快人体代谢的速度，帮助消化食物，当身体有饥饿讯号出现时，正是排毒旺盛、免疫功能快速递增时。练青城太极能让身体深层次地排毒，持续性地缓慢出汗，将深层细胞内积存的毒素回流血液后，继而成功燃烧代谢，随汗液排出体外。

癌症其实是身体长期处于中毒（强酸）状态引起的"缺氧"现象，癌细胞怕热、厌氧、嗜酸。练太极不但能加快身体血液循环，通过特有的呼吸方法提升身体含氧量，强化免疫系统，而且能平衡内分泌。如果说"氧"是身体治病的灵丹，那么内分泌系统就是人体自己专属的药厂，练太极能让身体发热、流汗，这些都是排酸的过程。

如果坚持每日练太极，每日发热流汗，可避免酸中毒与内分泌失调导致的人体机能衰退。很多女性朋友通过长期练习青城太极，保持了健康的体质，从而远离疾病。

· 练好太极，疾病不找你

除了"升温抗癌"外，青城太极对女性的生理调节和疾病预防还体现在很多方面，如预防女性常见的心脑血管疾病、腰腿疼痛、生殖系统方面等疾病。

有一位40多岁的女士找到我，对我讲她在20多岁的时候就有高血压、冠心病，当时特别绝望，年纪那么小就得了老年病。后来经过医生的推荐，学习了太极拳。一晃十几年过去了，她每天都坚持着练习太极，高血压、冠心病早已不治而愈。她这次来四川游玩，本着对太极拳的热爱，专门到青城山来见我。我看她神采飞扬，精神抖擞，根本不像40几岁的人。她说，自己越活越年轻，多亏了太极拳，是太极拳给了她第二次生命。这就是真正领悟到太极的高人。

练习太极对预防并缓解腰、腿、颈椎病（腰间盘突出、关节炎、类风湿、骨质增生、腰肌劳损、颈椎病、下肢静脉曲张等）等效果同样非常显著。调查显示，20几岁的年轻白领女性，很多人都患有颈椎、腰椎等方面的疾病。调查人员调查前将人群分成了两部分：练习过太极的这部分人都有所缓解甚至根治；而没有接触过太极的另外一部分人，在没有外用药物干扰的情况下，有些病情则出现了恶化。

为什么呢？因为在练习太极的时候，有松胯摇颈、屈腿弯腰等轻柔缓慢的动作，这些动作能使颈部的肌肉不再僵硬紧张，也会让腿部的抗压能力增强，这样一来，腿部含钙量增加，骨骼就会变得更加坚固。另外，太极拳行拳要求虚实变化，立身中正，张弛有度，这对于维持身体气血的平衡有很大作用。所以说，练习太极的女性，不论是外在的形态还是内在的气质，都会更加地迷人。

不能光说不练。如果你此刻心情焦躁，我们不妨先来体验一下太极的"**舌抵上腭功**"，来调试你的心情。

在习练青城太极拳的时候，舌抵上腭，使口液频生，不要一下子咽下去，分三口慢慢下咽，缓缓进入丹田，有润泽皮肤、美容养颜的功效，对慢性咽炎也有很好的缓解作用，还能缓解人的情绪，让脾气变得更好、更柔和。

也许很多人不知道，唾液是人体精华，含有大量人体所需的营养元素，如黏蛋白、球蛋白、氨基酸、淀粉酶、麦芽糖酶，以及钠、钾、钙、氯等有益身心的营养成分。这些营养成分与人体健康有密切关系，我们在生活中看到动物受伤了会舔自己的伤口，这其实就是在杀菌止痛。

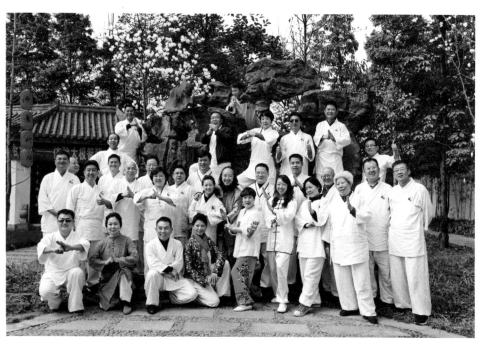

·刘绥滨与太极智慧三期学员

练太极是一种修行

·修炼心性与德性

要了解太极拳对女性心理有什么影响，就要先了解女性。

弗洛伊德曾对玛丽·波拿巴说："尽管我对女性心灵作了三十年的研究，但是，还没有回答而且始终也无法回答的一个问题就是：女人需要什么？"女人是一种复杂的生物。她们与男人不同的生理构造和心理状态造就了繁杂的女性心理特征。

也许在很多男人眼中，最让人头疼的就是女人了。在男人的眼里，所有女性的心理都有种种缺憾，其实，女性的心理特征有许多优于男性的地方。女人天生充满爱心，比男人更勇于牺牲，但也正是这种优点，展现了女性自我意识比较弱的特点，她们总是轻易地把自己的人生寄托于他人，尤其是结婚后，有的女性会把全部的生活放在孩子和丈夫身上，完全没有了自己。而一旦生活出现一些很细微的状况时，就特别脆弱，没有安全感——也许可以说成是对奉献未果的一种巨大失望。这时，她们自卑、沮丧、敏感、情绪易激动、消沉和浮躁。尤其是在这个竞争比较激烈的社会里，女性心理更容易被社会扰动：来自各方面的压力、欲望的膨胀，会让一些女性心理扭曲，做出一些令人恐惧的举动。不但如此，还会有很多精神、心理疾病产生，失眠、神经衰弱、抑郁症、精神病以及老年痴呆等在女性身上的发病率逐年上升。

青城太极能让人心里沉静，它用意念而不是用蛮力洗涤人的心灵，要求立身中正、形神一致，如果坚持练习的话，不仅能改善人的心理状况，甚至连人的性格、人生观、世界观也会向好的方面改变。据我观察，长期练习太极的女性，之前的急躁、焦虑、爱发脾气的情绪会逐渐消失，就像换了个人一样，会变得豁达、沉静、随和。有一位女性朋友告诉我，之前她与老公吵架之后会伤心气愤，但在习练了太极半年之后，她说自己冷静多了，虽然有时也会与老公吵架，但在吵的时候，她就像是个局外人，能用第三方的心理分析：吵架时她老公的状态是什么原因导致的，并不是以前惯性地认为是针对自己，这样想她就不会再伤心了。

太极拳精神中强调的心性与德性，淡泊名利、精神自守等观念也会对女性的心理素质产生好的作用。她们的自我意识开始加强，明白了生活的意义，自我存在感变得强烈了，种种自卑、虚荣的想法都会烟消云散。练习太极、参加太极的活动，还会有更多的机会接触到社会，认识不同的人，看到丰富多彩的生活，增强自己的社会适应能力。人往往受到心理作用的影响，尤其是中国女性，在年龄到了七八十岁的时候，就会感到害怕。如果自己的身体不舒服，她们总是觉得自己肯定不行了。她们害怕过生日，害怕过年，对数字特别的敏感，忌讳很多说法，比如别人问她高寿了，她明明84岁了，却说自己85了。有一句话这样讲：我命在我，不由天。青城太极讲的道家养生观，就是让人对自己的身体有正确的看法。

· 善德、美行、健身

青城太极是女人独特的自我修炼方式，体现着灵性的气质美。很多练习过太极的女性朋友都会感觉到，在练习太极之后，心情、心态、精神、情绪都变好了。太极拳不仅能够使人放松，还能提高人的睡眠质量。有一位女士对我讲，之前她的脾气非常暴躁、爱发火，在公司和同事相处不好，在家老公孩子也不爱和她说话，于是她脾气就更加古怪了。但是通过练习太极拳之后，自己感觉到心情平静了许多，脸上不自觉地就带着和善的微笑，与人说话时语气也好多了，现在她看到很多事物都觉得非常美好。

太极拳之中的松、缓、稳会让练习的人感到舒畅、浑身愉悦，精神饱满、充满自信，并能放空自我。因此，只要多加练习，在面对生活中的一些繁琐的事情时，自然会用一种冷静、沉稳的方法处理。

太极拳是一种健康养生的武术，更是一种艺术，它呈现出来的美是多种多样的。经常练习太极拳，能够强身健体，这是健康美；经常练习太极拳，能够保持健美的身形，这是形体美；在心理上，能够让人心情开阔、豁达开朗，这是内涵之美。正如一位中国台湾书法家所讲的：太极拳的一举手、一投足，无不是山水的灵气，诗词的韵致，书画的态势，戏曲的情理，音乐的节奏，舞蹈的语汇，太极拳是一种难以形容的美的享受。还有一位学者说太极拳是移动的雕塑、肢体的诗词、无声的小夜曲，太极拳的美好与神韵是无与伦比的美的旋律。

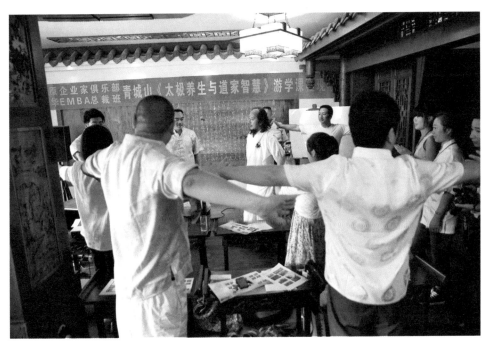

· 向清华EMBA总裁班传授太极养生

太极之长寿养生绝学

· 健康地活到天年

初见到中国香港的慈善女皇赵曾学韫太平绅士的时候，我以为她最多也就50岁，结果一问，竟快80岁了。她告诉我，她的养生之道就是每天都走路一个小时，边走边拍打腿和胸部，还能做弯腰挺直腿双手伸到脚尖的动作及压腿练习，一忙起来每天只睡四五个小时，但精神状态特别好，和现在的年轻人总说自己"睡不够浑身无力"等状态完全不一样。去医院体检的时候，医生说她的心脏就像年轻人的心脏。道家有句话："筋长一寸，寿延十年。"这也是青城太极要特别强调的。人为什么年老了连个子都会矮？其实就是因为缺乏锻炼，因为筋脉长时间不锻炼就会缩短，而练习青城太极，其实就是一个拉筋的过程。

青城玄门太极拳和中国其他拳种一样，都是在人类生存过程中逐步总结提炼出来的养生防身精华。青城山是长江上游最早出现人类活动的地方，据青城山"龙跷仙踪"遗址佐证，早在远古时期，轩辕黄帝就问道青城山，向鬼谷子学"治气抟精"之道，向宁封子学轻功"龙跷飞腾"之术。由此推导，青城玄门太极拳最早源头该追朔到五千年前。有史可考的是，出自纪念东晋不愿称帝的青城山隐士范长生的青城玄门太极拳、玄门长生功、长生酒等命名流传至今。再看青城玄门太极拳拳谱中的"大开天门，双风贯耳，野马分鬃，黄莺展翅，挑花落地，推窗望月，青龙摆尾，白猿摘星，神龟出水，玉女穿梭，金鸡独立"等招式名称，无不是摸仿大自然中飞潜动植的生存特点而命名的。

古朴自然的玄门太极拳，凝聚了历代先祖的心血以及大自然的能量，它决定了青城派高人辈出、长寿者多。有记载的如：青城派先辈陈琳道长活到96岁；李杰道长活到108岁；李成功道长高达128岁；青城派第三十五代掌门人余国雄，抗日战争时重伤退役，文革蒙冤至瘫，全靠密练青城玄门太极拳康复，活到90多岁仙逝；家住都江堰市胥家镇的青城派老拳师金跃山，103岁仙逝。2013年；青城山太清宫住持蒋信平道长仙逝，享年111岁，他正是三十多年前教我打坐习武的恩师。

其实人的生命期限要比现在的人均寿命长得多，对我们的健康有决定权的是我们自己。同样，我们的命运也和我们每个人的选择有关。选择了健康合理的生活方式，就会有一个健康的人生。

·不一样的简易太极

青城武术从太极的三十六式简化成二十四式、十八式、十三式、九式、六式。现在我教给大多数人的，就是太极六式。原本一整套太极打下来需要一两个小时，简化之后，有更多人愿意去练习。因为招式很简单，一般人7岁以后，就可以开始学太极了，小学生一个月就可以把太极拳所有的招式学会。武术可深可浅，可以每天练习几分钟，也可以活到老学到老。

青城太极养生功的保健流程如下：首先通过放松全身，平心静气、驱除杂念，将全部的思想和意念集中于形体，意念随着心转动，形体随着意念而动；然后调节呼吸，吐故纳新，使呼吸平静自然，均匀和缓，气息绵长；再进行科学对称的肢体运动，舒筋活络、顺畅气息。通过旋颈、旋转肩部、腕部、腰部、膝盖、踝部，锻炼和改善四肢关节骨骼、肌肉、韧带的韧性、弹性，四肢的开合回旋运动，同时也对五脏六腑起到牵引、按摩的作用。通过调养、锻炼身体内外的各部分机能，改善整个大系统组织器官的供血、供氧能力，从而达到平衡阴阳、疏通经络、调和脏腑、顺畅血脉、通达汗腺的目的。通过一段时间的练习，能够缓解练习者肌肉疼痛、疲劳的症状，修复其受损的肌肉组织，增强其身体供氧供血的能力，从而提高其睡眠质量，增强人体免疫力。

青城太极还对肩周炎、关节炎引起的肩部、背部、关节疼痛等症状有特殊功效。对因为颈椎、腰椎骨质增生或者椎间盘突出导致的颈病、腰椎病，如：压迫神经根出现的颈部、肩部、臂部、腰部疼痛及下肢、腕部和手指放射痛，活动功能障碍，棘突压痛等症状；压迫椎动脉出现的眩晕、偏头痛、视物和发音障碍、耳鸣、耳聋、猝倒等症状；压迫脊髓出现的四肢麻木、酸胀、烧灼、疼痛，身体重心不稳易摔倒等症状；压迫交感神经出现的视物不清、半边脸出现干燥，出汗少等症状，都能起到缓解及改善的功效。

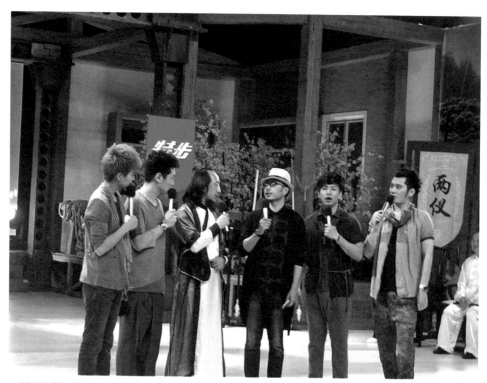

· 刘绥滨参加《天天向上》宣传青城太极

第**2**章

Chapter 2

太极养生
轻松从头美到脚

　　不管是通过练习太极改善气血，还是通过饮食和按摩疏通气血，都需要持之以恒的毅力。女人的气血一旦调节好了，美丽自己就会找上门了。

阴阳平衡，才能"青春焕发"

· "梳头功"还你丰盈秀发

这几年来，因为讲武说道的缘故，我走了不少地方，也认识了不少朋友。和朋友们在一起，我们说得最多的就是健康问题。有一次，一个做文艺工作的女性朋友和我说起她头发的问题。她说，因为经常拍戏，生活没有规律，休息得也不好，有一天晚上卸完妆之后看着镜中的自己吓了一跳：脸色苍白，嘴唇没有血色，尤其是头发，明明是刚洗过的，头发却没有刚洗过的那种光泽，也不柔顺，乱糟糟的像稻草一样顶在脑袋上。她顺手拿起梳子梳头，结果梳子竟卡在头发里了，想要使劲梳通它却拽扯得头皮很疼，最后还是把头发扯断了才把梳子弄了出来，再看看梳妆台上的头发，掉了好多。她害怕极了，怀疑自己是不是得了绝症。

她向我诉说的时候，我注意到她头顶的断发很多，在灯光下看尤其明显，顺着看下去，越是到发梢，头发的颜色越枯黄，而且发梢处的开叉很多。

我问她："最近是不是感觉容易累？"

她回答："对啊。"

我又问："平时爱吃辣的吧？"

她有些惊讶地回答："对，刘老师您是怎么知道的？我是不是真的得了绝症了？"

我笑着说："看着是小事，但若不注意就会变成大事了。"

这个女子，因为职业的原因，经常不分昼夜地拍戏，所以很容易因为过度劳累而造成体内器官阴阳失调、气血不足，如果不注意调节，会有器官衰竭的危险。而她又喜欢吃辣的，当时正值春季，是生发的季节，吃肥腻辛辣的食物也容易导致阴阳失调。

她听了我的分析后，马上要跟着我学习太极，但因为时间紧迫，我只教了她一招，就是我们**青城太极动功六式中的关公揽须**（见186页详解）。

因为动作简单，她又是个演员，所以从开始到学会不到10分钟。她如获至宝，边比划边笑着问："这几个动作就能治病？"我说："这些能帮助你保养自己的身体，这几个简单的动作，如果只是表演下，肯定不会有效果，所以一定要心神合一，意念和身体相结合。"

除了教她这几个动作外，我还教了她青城太极独创的**梳头功**（见46页详解）。

·注意饮食和洗发水的选择

另外，我告诉她，吃饭一定要注意，不管多忙，都要合理饮食，想要拥有乌黑亮丽的头发，就要管住自己的嘴。俗话说：祸从口出，病从口入。要少吃肥肉，多喝水、多吃新鲜的蔬菜。这是因为皮脂腺分泌会随着人体新陈代谢速度的加快而增多分泌，油脂分泌多了，头发就容易变油腻，还会引起脱发，因为皮脂腺分泌功能吐盛的话，会引起局部炎症，破坏毛囊。我们知道头发变黄的因素之一是由于血液中有酸性毒素，若长期体力劳动和精神过度疲劳，或者经常过食纯糖类和脂肪类食物，那么身体在代谢过程中就会产生酸毒素。因此想要拥有乌黑亮丽的头发，就要在饮食上加以控制。

另外，还要少吃速食食品。现在很多女性几乎不进厨房，特别是单身的女性，上下班时间紧迫，回家根本不想做饭，厨房只是个摆设。别说饮食养生了，对她们而言，吃饭纯粹是为了填饱肚子，她们经常吃一些速食食品，像奶油食品、冰淇凌、油炸食物等；和同事聚会时爱喝酒，上班困了就喝咖啡，这些都是不好的习惯，因为这些习惯都容易引起头皮血管扩张从而增加皮脂分泌和头皮屑的产生。这里向大家推荐一道**花生红枣汤**。取适量的花生，将红色外衣去掉，放入水中，再放入适量的红枣，用小火煮半小时，最后放一些红糖，可以随时饮用。如果能够坚持食用一段时间，头发脱落干燥的现象自然会得到改善。

除了注意饮食外，还要买适合自己发质的洗发剂。尽量使用弱酸性的洗发

梳头功

功效：促进头皮代谢，润泽秀发。疏通头部经络，缓解疲劳。

关键点：早晚各练一次。平时休息时也可抽空练习。指甲不可过长。

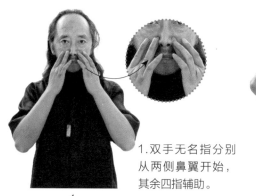

1.双手无名指分别从两侧鼻翼开始，其余四指辅助。

1

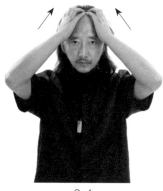

2-1

2.从额头开始，做洗脸和梳头的动作，最后双手合在一起，指尖顶住喉结。

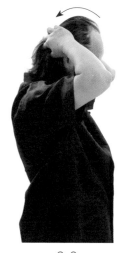

2-2

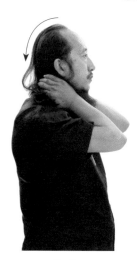

2-3

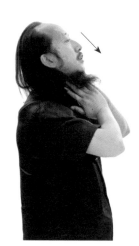

2-4

剂，不能用碱性的洗发剂，碱性的洗发剂会加速头发的老化脱落，甚至会损伤头皮。洗头发时，手的力气不要太大，指甲也不要留得很长，只需轻轻地按摩搓揉就可以了。还有，一定要好好爱护自己的头发，梳头的时候不能乱扯乱拽，就像上述的那位女性朋友，不仅疼了自己，还让头发遭了殃。

当时我对这位女性讲的时候，只是寥寥几句，此处却要详细解释，是为了让有同样烦恼的女性朋友更加懂得怎样才能拥有一头亮丽耀眼的秀发。那个女性朋友经常会打电话咨询我她该怎么做，我都会一一详解。后来我在电视上看到她时，她的气色和头发的色泽都比之前好了许多，那种自然美的状态绝对不是化妆能够化出来的。

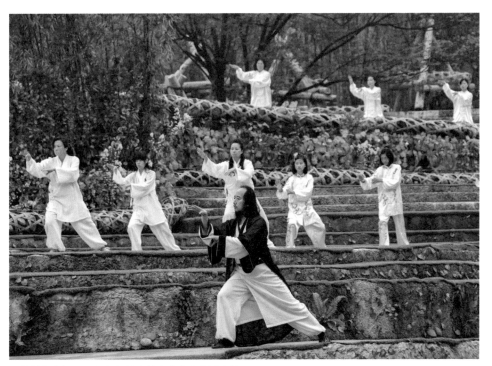

· 刘绥滨参加2013都江堰清明放水节表演青城太极

告别少发、脱发的烦恼

· 太极运动防脱发

有很多人都以为运动员、练武的人身体更好，其实他们最容易受伤，因为用力过度，会导致身体器官受损伤。但运动的目的是健身、防身，而不是伤身。

一次，一个导演朋友刚好在四川拍武戏，他打电话给我助手，让我去指点下。这位朋友实在是高看我了，架不住盛情邀请，我就去了。到的时候，刚好看到一个女替身演员拍完一个动作戏，她身手不错，英姿飒爽，再细看脸蛋也不比坐在一旁补妆的女明星差，不禁为这个小姑娘只能当个替身演员而觉得惋惜。她刚好坐在我身边，当时正值盛夏，空气闷热又潮湿，这个姑娘一屁股坐在石头上，手往头上一扎，头套被扯了下来，我一眼看去，心里更觉惋惜了——稀疏的头发和俊俏的脸蛋实在不相配。我过去询问，她刚开始很害羞，但听说我会武术后，就很开心，好像遇到了知音。她告诉我，她从半年前开始出现脱发这种情况，头发也不是说少得可怜，甚至秃头，但就是看着让人感到美中不足，少了健康灵动的气质。

想要有一头乌黑亮丽的头发，平时养护少不了，更主要的是得选择适合自己的练功方式，动静结合，可经常练习太极的行功和坐功（见178页和180页详解）。

另外，我给大家介绍一个极其有效并且很简单的方法，就是我独创的青城太极功夫——**梳头功**（见46页详解）。

·温补、保暖与按摩

除了运动之外，还要注意饮食。少吃生冷的东西，多吃些温热的食物，如羊肉、生姜、山药、韭菜、核桃、大枣、板栗等。这些食物有的可以当零食吃，不管是在家、在办公室还是出去游玩，带些食物在身上也不重，既能充饥又能补身子。这里再向大家推荐一道温补家常菜，很简单易做的**清炖羊肉汤**：

把羊骨洗净敲碎，同洗净后的羊杂和羊肉一起放入锅内，加凉水后开大火煮沸，然后加调料改小火炖。它能温补肝肾，可每日食肉饮汤。

另外，在日常生活中，女性朋友一定要注意保暖，尤其是腹部、胃部、各个关节等处。在很冷的天气中经常可见大街上穿着单薄、瑟瑟发抖的女性，我要提醒爱美的女士们，千万不能为了漂亮而让身体受到伤害。

除此之外，我再教大家一个更简单的方法，**经常按揉神阙、百会、命门穴**，也会对肝肾不足引发的亏虚少发、脱发有很大的帮助。

保养身体，缓解疾病，必须要治本。不管是练太极拳、吃温补性食物还是按摩穴位，最主要的目的是让爱美的女人们都能拥有一头乌黑亮丽的秀发。

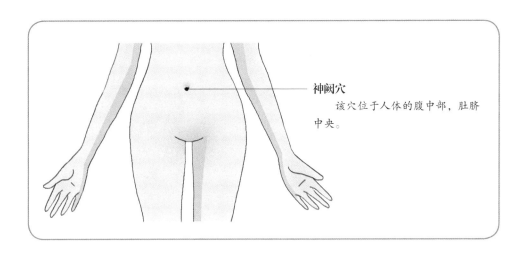

神阙穴
该穴位于人体的腹中部，肚脐中央。

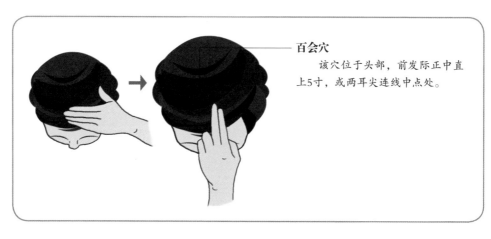

百会穴

　　该穴位于头部，前发际正中直上5寸，或两耳尖连线中点处。

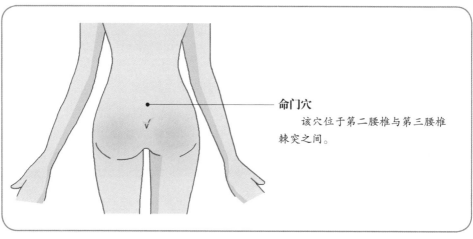

命门穴

　　该穴位于第二腰椎与第三腰椎棘突之间。

青城太极也能视力保健

· "以气运眼" 防治近视

陈红是位高中老师，已经有20多年的教龄了，她长期耕耘在讲台上，培育了一批又一批的学子。陈红非常喜爱自己的职业，用她的话说：想死在讲台上。可她才43岁，还不到退休的年龄，却不得不离开校园了。原因就是她的身体出现了不适，家人都劝她提前退休，好好养一养身子。在2009年以前，她几乎每个季度都要去医院输液，经常性心悸发作，上一层楼梯就累得气喘，心里憋得难受，站在讲台上10分钟，就感到脚后跟钻心的疼。精神也很萎靡，总是感觉困，就想躺着一动也不想动。最严重的是，她的视力越来越差了，平时她很注意保护眼睛，但因操劳时间过长，还是得了近视，站在讲台上，看不清第二排同学的脸，更别提看字了。刚好学校组织教职工体检，她就去了。这一检查不要紧，她不但眼睛出了问题，还有脂肪肝、心律不齐、高血压等多种毛病。不知道自己有这么多毛病的时候，她还觉得能撑住，得知自己浑身都是毛病后，陈红一下子就倒下了。

中医认为，脏器需要濡养，我们的身体就像一个无时无刻不在运行的机器，每个脏器都是这部机器的零件，而零件要时不时地进行保养才行。人体的五脏六腑之精皆上注于目，眼睛，就像一个高高在上、需要娇生惯养的孩子，时时刻刻需要我们体内所有重要的脏腑输送能量来供养。我们的眼睛是身体消耗能量的重要器官，简单的眨眼动作，因为次数多就会消耗很大的能量。中医上还有"目受血则能视，久视伤血"的说法。上述的陈红女士，她的职业是教师，看书、写字、熬夜的机会必然比常人多很多，必然会导致过度疲劳，或者肾阴不足，津液短缺，肝血亏损，内有郁热。我建议她在医生的指导下服用杞菊地黄丸、养血安神片、逍遥丸等。

中医认为近视眼与肝肾不足、气血亏损有关。像陈红这种情况，一看就是肝肾不足、气血亏损。练习**太极站功**（见176页详解）和**睡功**会对这种情况有很好的缓解作用。**站功**的关键是头颈正直，眼睛微闭，舌顶上腭通任督。舌抵上颚，呼吸自然，双腿微蹲，意守丹田，然后找一远处物体，瞪大眼睛远视半分钟，再找一近的目标，放松近视半分钟。如此交替进行，以恢复眼睛调节远近的功能。

睡功则是全身放松，舌抵上腭，均匀呼吸，凝神静气。双手放在腹部前（注意：男性做此功时，右手在上，左手在下；女性做此功时，左手在上，右手在下），双足重叠，左上右下。取阴静阳燥之理，以静制动、以柔克刚。

另外，据我多年的教习经验，**以气运眼功**对缓解近视效果也很不错。

以气运眼

功效：缓解眼疲劳，防治近视。

关键点：要求思想集中，无杂念，闭目。练功后穴位以达到微热及微酸麻感为宜。掌心与眼睛之间有空间，不能触到眼部。早晚各练一次。如当日眼睛过于疲劳，可增加次数。

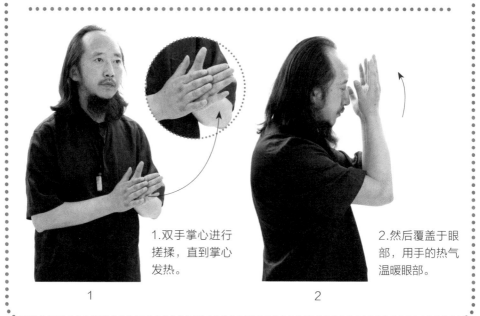

1.双手掌心进行搓揉，直到掌心发热。

2.然后覆盖于眼部，用手的热气温暖眼部。

1

2

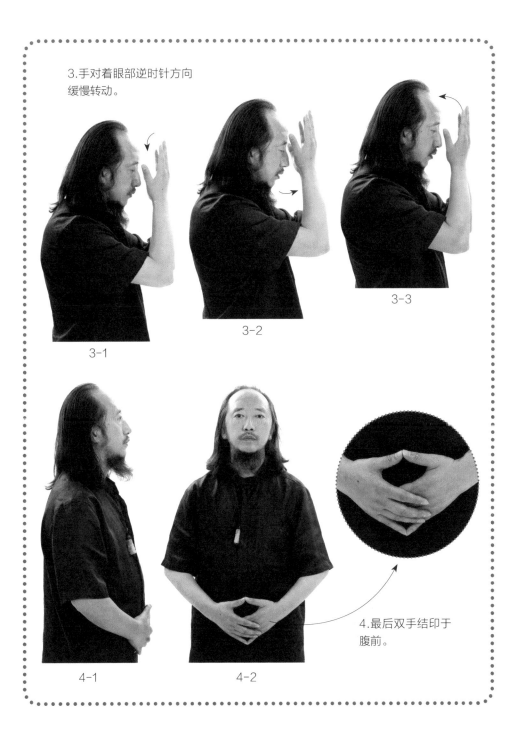

3.手对着眼部逆时针方向
缓慢转动。

3-1

3-2

3-3

4-1

4-2

4.最后双手结印于
腹前。

·按摩+泡脚，缓解眼疲劳

除了练习太极之外，还可以通过按摩攒竹、睛明、丝竹空、承泣、四白等穴位的方式来缓解近视。方法如下：以手指取穴，手法由轻到重。按时吸气，松手时呼气。共按摩36次。

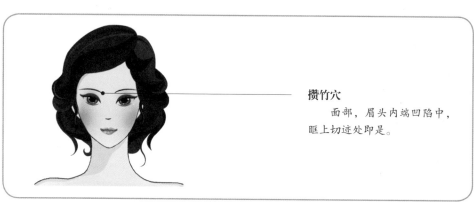

攒竹穴

面部，眉头内端凹陷中，眶上切迹处即是。

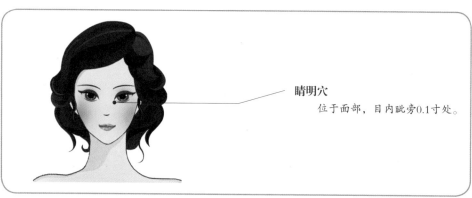

睛明穴

位于面部，目内眦旁0.1寸处。

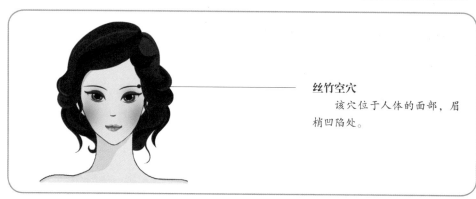

丝竹空穴

该穴位于人体的面部，眉梢凹陷处。

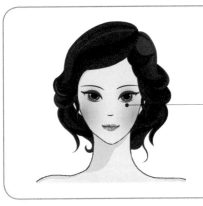

承泣穴

　　该穴位位于面部，瞳孔直下，在眼球与眶下缘之间。

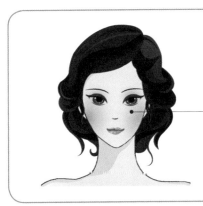

四白穴

　　人体面部，双眼平视时，瞳孔正中央下约2厘米处。

　　在饮食上，要以滋补气血的食物为主，如平时多吃柑橘、羊肝，多喝枸杞菊花茶，这些都对缓解近视有一定的效果。其中，菊花不仅泡着喝对明目有好处，还可以将其涂抹在眼皮上，这样不仅能醒神、赶走疲劳，还对恢复视力有很大的作用。还应多吃奶、蛋类食品及新鲜果蔬，戒掉烟酒等不良嗜好，少食高糖食品，因为食糖过多会导致体内血钙减少，这样就会减少眼球壁的紧韧性，使眼轴增长，近视程度就更加深了。

　　为配合缓解近视，大家一定要在平时注意用眼卫生，并坚持做眼保健操或自我对症按摩。我还给陈女士推荐了一个**泡脚的方法**，泡脚用的水是由几味中药煎水而成，材料分别是：生地50克、玄参50克、肉桂3克、桔梗3克。等到水温合适的时候，就可以泡脚了。药物中的生地和玄参都有补益肝肾的作用，桔梗和肉桂，则分别起到上行和引导的作用。

　　陈红在认识了太极的神奇功效之后，为了改善身体状况，她拿出万分的热情和坚韧的毅力，每天早上6点就起来打拳，晚上8点也出去打拳，一直坚持到现在。

现在距她练拳已有一年半的时间了，这段时间里，她的身体发生了很大的变化。首先，近视程度已从800度下降到了600度；力气也增加了，不再像以前那样容易感到疲劳；上楼也不那么气喘了，可以一口气爬上4楼；精力比以前充沛多了，工作起来觉得有用不完的劲，晚上加班批改学生作业时，也不觉得困。特别是去医院体检之后，报告显示她原来的很多毛病都不同程度地减轻了，血压和肝功能都变成了标准指数。她连性格也发生了些许改变，之前因为当老师的职业习惯，总有些严肃，现在变得开朗多了，变得爱说爱笑了。

对付黑眼圈，不发愁

· 根除眼部黑色素

我的学生中，有不少来自国外的，我很欣慰，中国的好东西也能吸引住外国友人。我所见到的外国人中，他们大多数都认为中国文化是很神秘的，特别想探究，包括太极。

我有一位美国学生，初见她时，她的气色非常不好，黑眼圈很严重，眼袋也很大。她来中国的第一件事就是跑去卧龙看熊猫，当时大家还善意地开玩笑，说她眼睛挺像熊猫的。我看她脸色苍白，一副精疲力竭的样子。刚来的几天，大家都以为是她初到中国，水土不服导致的，几个同门还热心地给她定食谱。有一天中午，她来找我，还带着一个会说中文的朋友。她告诉我，她是慕名而来，她听说太极很神奇，不知道能不能解决她目前最头疼的一个问题。她说自己的眼睛看起来像中国卧龙的panda，因为繁忙的工作，她得不到充分休息，夜间睡眠状况很差。她使用遮瑕膏遮盖，尝试了各种牌子，效果都不理想。即便没有近视，她却戴着眼镜，只是为了遮住黑眼圈，有一次，还差点冲动地想去整形。后来，通过朋友的介绍，认识了青城太极，就狠了狠心，把准备做整容手术的费用变成了来中国的费用。

我笑着对她说："那你这次的决定是正确的，还好你没去整形。"

其实很多人都有黑眼圈的苦恼，尤其是那些生活作息没有规律的女性。酗酒、吸烟、熬夜等都会造成黑眼圈。

我看这个女子，舌体较胖，舌质紫黯，舌边有齿痕，看得出她脾胃很虚弱。因为长期的压力和精神紧张、抑郁导致肝肾不足，而"肝开窍于目"，因精血亏损，表现在双眼上就形成了黑眼圈。

我教这个女孩以气运眼功（见52页详解），前面已提过此法，就不再详述，只是再提醒下大家，在掌心敷在眼部的时候，掌心与眼睛之间是有空间的，不能触及到眼部。

·舒肝滋阴茶饮方

一直以来，我都主张养生一定要和心态、饮食及生活习惯相结合，所以，我让她平时饮一个茶饮方：西洋参6克、玫瑰花5克、厚朴花5克、扁豆花5克、炒杏仁9克、炒防风4克、生姜1片。14剂，水煎服。西洋参是益气养阴常用的食材药物，可在汤料中使用，而玫瑰花香气走散，具有舒肝调气的作用。

除了这个茶之外，还有按摩的方法，这个更有手到病自除的功效。

抽个空，几分钟的时间就行！**只需用双手按摩瞳子髎、睛明、攒竹、肝俞各几分钟。**长期坚持，无须整容、无须化妆、无须吃药，黑眼圈就自然消失了。

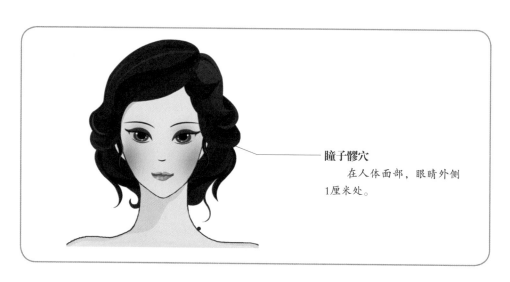

瞳子髎穴

在人体面部，眼睛外侧
1厘米处。

这位女子很信任我，在中国待了半年之后，气色慢慢好转了。不但黑眼圈消失了，也变得更加苗条了。临走的时候，对我们千恩万谢呢。

动动手指清除痤疮

· "揉小腹"还你无痕肌肤

青城太极拳能让皮肤柔嫩，它的动作柔和，会改善人的皮肤。我之前练习散打，那个时候拳头比较粗糙，指关节都磨了厚厚的茧，但是在练习太极之后，这些都不见了，皮肤变得细嫩光滑，见过我的人都笑说我的手像小姑娘的手似的。这就是长期习练青城太极的缘故，只要坚持练习，每个人的肌肤都会像我一样越来越年轻。

有次课余时间，我和几个同门席地而坐，看着练习场地上那些年轻人，不禁想到自己年轻的时候。其中一个同门幽默地感慨：我觉得年轻时候，有一样东西最让人记忆深刻。大家都问是什么，他故意神情严肃地回答：青春痘。

虽然是个茶余饭后的笑话，但却不失实。一些年轻人的脸上总是时不时会冒出几颗红灿灿的痘痘，不要以为过了青春期这些痘痘就不再复发，这是个错误的想法。很多中年女子远远看上去非常动人，但走到近处就让人心生遗憾，脸上有一些暗疮的痕迹，实在是美中不足，这就是年轻时没有好好护理痤疮的缘故。也有年纪不小的人，依然会长痘痘，如果久治不愈，就会生成暗疮。

我记得有一个练习太极的学生，就是个生有痤疮的女性，她已经32岁了，但依然单身，就是因为脸上的痤疮。这个烦恼从青春期开始就一直困扰着她，各种化妆品都用了，各种缓解痘痘的药膏也擦了，都没作用，反而越来越严重。期间西药、中药也都吃了，但都是治标不治本，只要药稍停，就会复发。反反复复，令她十分烦恼，吃药还有副作用，把胃也伤了。对于女性来说，这真是人生最不幸的事了。她还告诉我，她晚上失眠，爱发脾气，经常便秘，还痛经，乳房在经期前后会有刺痛的感觉。

为什么会出现这种情况出现呢？

该女子是四川本地人，而四川是个潮湿、多雨、闷热的地方，湿热蕴脾往往就会导致肝气郁结。这是自然界的湿热，而来自体内的湿热是这样出现的：脾胃阳气虚，运化能力不足，水湿代谢不好而郁积体内，再加上四川人爱吃辣椒，在体内又转化成湿热。内外因素一起作用，痤疮反复出现就不难理解了。

还有的女性朋友，每到月经前后都会不同程度地冒痘痘，这是为什么呢？中医上讲肝本藏血，月经前肝需要把储藏的血液输注出来，而月经后又要将血藏起来以备下次月经用，因此这段时期肝脏易疲劳、易郁结，脾胃运化失常导致气血不足而肝气有余。肝气有余便是火，难怪女性在月经期间心情不好、脸色不好、小腹酸痛、容易困倦疲劳了。

这里教大家一个很简单的法子，只需动动手指头，就可以把痘痘赶走了。这就是青城太极之中的**站功六式**（见182页详解）和**揉小腹**。

·由内而外的美

经常按摩肝经的太冲，脾经的血海三阴交，大肠经的曲池、合谷、血海，对痤疮缓解也会有很好的效果。

如果运动与饮食相结合，那就更好了。比如经常吃**三白煨鸡**。首先把白果15克去壳，入开水中烫一下，把皮和两头及芯都去掉，再用开水泡一下，除去苦味，然后再加入白术、茯苓、山药（干）各15克，巴戟天10克，洗净，用白纱布扎紧。接着准备莲子肉、白扁豆15克，绍酒，葱适量。沙锅置大火上加水，加入鸡肉块500克炖开，撇净血沫后加入之前准备的材料。文火慢慢熬透，取出纱布包，放入自己喜欢的调料即可。此菜既可以当饭吃又可以治疗痘痘，胃口和面子两不误。

这位女士在我的指导下，只过了7个月痘痘就消除了一半，她一直感叹，早知道就早些练习太极了。如今，她经常在网上和网友们分享心得，结交了不少新朋友，心情也变得开朗起来。但我还是建议她：一定要根治，一定要坚持，即便痊愈了，也要将此当作习惯保持下去。真正的美人不是穿了名牌服装、化了妆的女人，由内而外地把身体变美，才是真正的美人。

揉小腹

功效： 消除痘痘，调养身体。

关键点： 简单轻柔，易操作。每天练习20分钟左右。

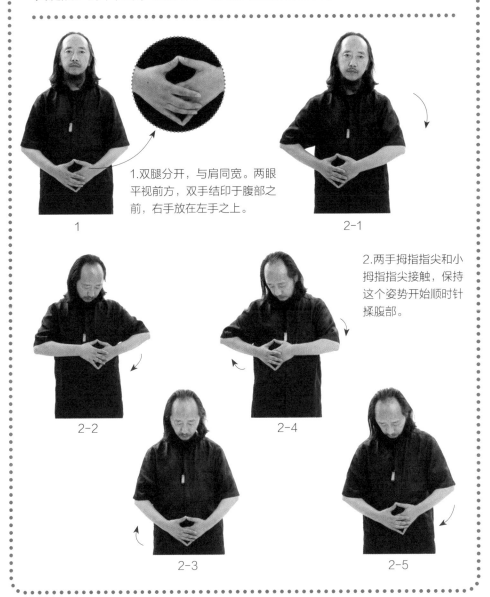

1.双腿分开，与肩同宽。两眼平视前方，双手结印于腹部之前，右手放在左手之上。

1

2-1

2.两手拇指指尖和小拇指指尖接触，保持这个姿势开始顺时针揉腹部。

2-2

2-4

2-3

2-5

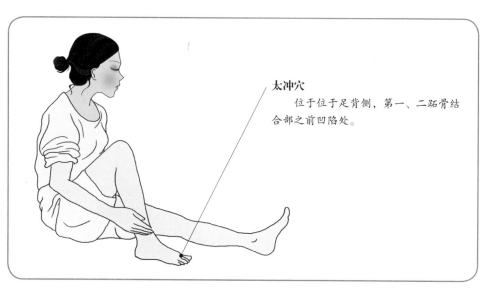

太冲穴
　位于位于足背侧，第一、二跖骨结合部之前凹陷处。

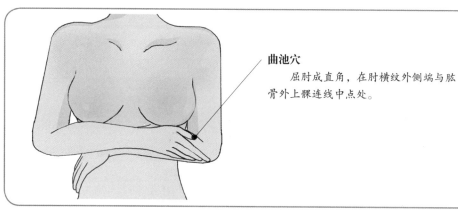

曲池穴
　屈肘成直角，在肘横纹外侧端与肱骨外上髁连线中点处。

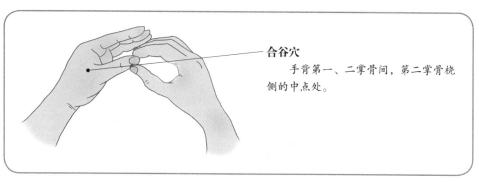

合谷穴
　手背第一、二掌骨间，第二掌骨桡侧的中点处。

女人，如何拯救苍白气色

· 脸部按摩容色娇艳

渡边淳一曾经在《男人这东西》里这样描述女性："首先要经历初潮，接着是克服由此引起的惊恐和迷惘，再接着会与男性发生性交合，一直到妊娠、生产……这个过程无疑是一条复杂、艰难之路。对女性来说自不待言，即使男性在某种程度上对之也有所了解。"女人一生经历的每段革命性的变动都伴随着疼痛，从月经来的那天起，就面临着血液亏损、阴精消耗的问题，生育时期更是如此。胎儿在母体的时候是依靠母体的血液喂养的，整个孕期就是一个耗血费阴的过程。所以，与男人相比，女人更需要滋阴补血，让气血通畅，这成为女人一生的课题。

女人一到30岁，往往会成为美容院的常客。说是美容，其实就是想让自己的气色更好，但很多美容院都是打着"美容"的旗号来忽悠消费者购买各种化妆品。由于内在精气神不足，与外在化妆品无法配合，所以往往效果不是很好。本着对女性的尊重，我很乐意与各位女性朋友分享如何通过练习太极而使气血和畅。在这里，我教大家一个方法，不用去美容院，也不用买化妆品，只需动动手指头，就可以让自己容光焕发。

青城太极的**睡功**，能够有效促进睡眠，培补元气。这里重点介绍一下青城太极里**按摩脸部**的方法（见64页详解）。

太极能通过拳术招式的形体运动来促进人体内部宗气的形成。什么叫宗气？宗气不是先天之气，而是后天可以通过锻炼和培养而获得的气，它是人之生命根本。宗气不仅能够推动肺的呼吸和气血流动，还能濡养人体的水谷精微与由肺部吸入的自然界的清气相结合，是全身之气运行的本始。通过拳术招式

按摩脸部

功效： 通畅气血，舒经活络，培补元气。

关键点： 用力轻柔，精力集中。可反复做几次。

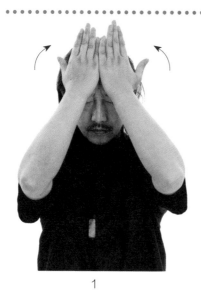

1

1.双腿靠拢站直，闭目，双手伸直，五指并拢，掌心覆盖在额头上。

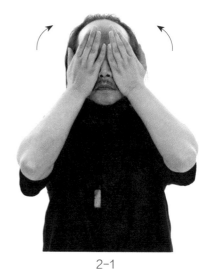

2-1

2.从额头开始，做洗脸的动作，最后双手合在一起，指尖顶住下巴。

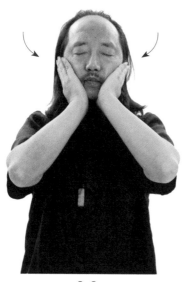

2-2

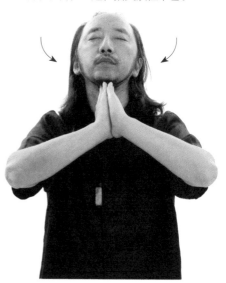

2-3

的形体运动，能够分布人体的宗气，通过心脏、肺脏的协同作用，将胸中的宗气通过血脉流动输送到全身各个脏腑组织器官，滋养表里，润养五脏六腑，让女性容色娇艳。

· 气血通畅美丽上门

世界各地很多女人都非常注意补血，只是不同的地方方法不一样。西方女性喜欢喝葡萄酒、韩国女性习惯喝海带汤，我们中国女性补血养血的方法就更多了，除了太极等运动能够推动气血通畅之外，还可以通过饮食来调养气血。如黑豆、胡萝卜、菠菜等都对补血养血有很好的作用。现在很多白领女性不爱吃早餐，经常是饥一顿饱一顿，有时候图方便经常喝牛奶吃面包等，可以喝牛奶，但不能将之当饭吃，因为牛奶里含有阻止铁质吸收的物质。此外，也要少喝茶，少喝咖啡。

四物汤是女性最好的补血中药，可在中医医生的指导下服用。熟地12克、当归10克、川芎8克、白芍12克，水煎服。一剂煎3次，早中晚空腹服用。熟地可以滋阴养血、补肾填精，当归可补血养血，川芎有活血通络、行气活血的作用，而白芍具有养肝柔筋护体之效。这四味药相互结合，有阴有阳，刚柔相济，是女性朋友补气养血的良方。

另外，我推荐女性朋友们经常**按摩血海穴**，对妇女月经不调、痛经及因气血瘀滞引起的肥胖、关节痛等有很好的疗效。经常**按摩三阴交穴**也可调和气血，补肾养肝，保持血压稳定，特别是对血压偏低的人补血效果显著。

女性朋友要想有好气色、好气质，就不能偷懒，不管是通过练习太极改善气血，还是通过饮食和按摩疏通气血，都需要持之以恒的毅力。女人的气血一旦调节好了，美丽自己就会找上门，真正做到美人永远不迟暮。

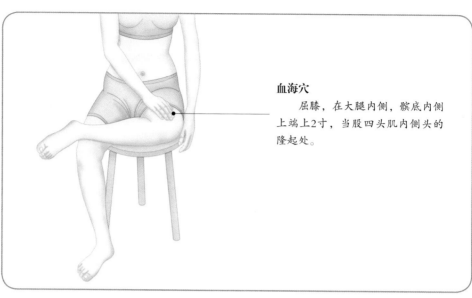

血海穴

    屈膝，在大腿内侧，髌底内侧上端上2寸，当股四头肌内侧头的隆起处。

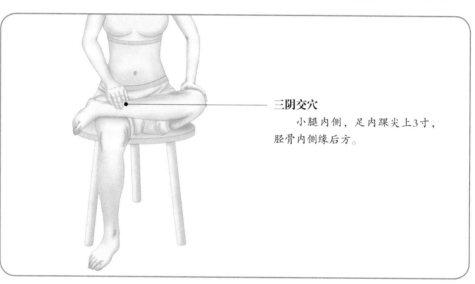

三阴交穴

    小腿内侧，足内踝尖上3寸，胫骨内侧缘后方。

动动手指，解除耳鸣痛苦

· 缓解耳鸣的功法

2010年5月份的时候，四川的潮热来袭了，很多家庭、餐厅、办公室内已开起了空调。很多在外出了一身汗的人，一进屋里不是开冰箱喝冷饮，就是打开空调吹冷风。在进屋之前，人体的毛孔是打开的，进屋之后，一遇到冷，就会收缩，这一热一冷，人体的经络特别容易受阻。不通则痛，身体的某些地方就会出现僵硬、呆板、疼痛的征兆。

我就碰到过一个实例。我的一个学生与我闲聊，因为天气闷热，我们自然就聊起了关于天气的话题，他向我提起说他的女儿"中风"了。天气如此热，怎么会"中风"呢？我就好奇地询问他女儿的具体情况。他说前几天学校放假之后，他女儿在家待了两三天就开始出现脸疼、牙疼、耳朵疼的情况，说话也非常困难，吃饭更不用提了，耳朵里总有汽笛一样的声音，晚上睡不着觉，赶也赶不走的声音总在耳边扰乱，嘴巴一张开，太阳穴下边的耳朵口那儿就很疼。我听了后笑起来，这哪里是中风啊，这就是很多年轻人中流传的"夏天综合征"，原因就如我上面所述，他说的耳朵口疼痛处也就是听宫穴那里了。学生问要不要看医生，我说你不就是个现成的医生嘛，回去用你学的东西，教她几招，你口中所谓的"中风"就好了。徒弟听后甚感欣慰，不去医院就能缓解，何乐而不为呢？

耳鸣是一种常见的耳疾，有时候是由外在因素引起的，就像上述徒弟女儿的例子。有的则是内因，一定要因人而异、因病制宜。有的人耳鸣与高血压、神经衰弱有关，有的人耳鸣则与药物中毒、巨大声音引起的鼓膜受损有关。过度疲劳、睡眠不足、情绪过度紧张时，也可能产生耳鸣，这种原因引起的耳鸣，只要改掉不良的生活习惯，就可以慢慢恢复正常听觉。

如果是老年性耳聋，就要去医院检查下，看看内在原因出在哪里。中医认为本症是由肾气虚弱、元精失固引起的。肾开窍于耳，肾的精气充足则会听觉灵敏；如果精气不足则会耳鸣，这种原因引起的耳鸣，缓解时应以补为主，补肾精、补元气。

了解一种病，不但要知道它的症状、治愈方法，也要知道它的发病原因、病理。了解这些对于身体健康的人能起到预防的作用，对于身体不舒服的人会加快其身体恢复的速度。

这里我教给大家一个**缓解耳鸣的功法**，注意，在搓揉的时候，要根据自己的耐受力，适当掌握速度和压力，每节做完后局部有发热感为最好，若是耳朵部位有发炎红肿的症状就暂时不要做了。

缓解耳鸣

功效： 有效缓解耳鸣，防治耳聋。

关键点： 手指不能塞入耳朵太深。把指甲减短一些，以免伤着耳朵。

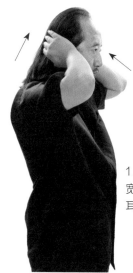

1.双脚站立与肩同宽，双手覆盖在两耳之上。

1

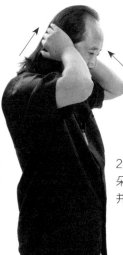

2.五指紧紧并拢，耳朵完全被双手覆盖，并且紧贴皮肤。

2

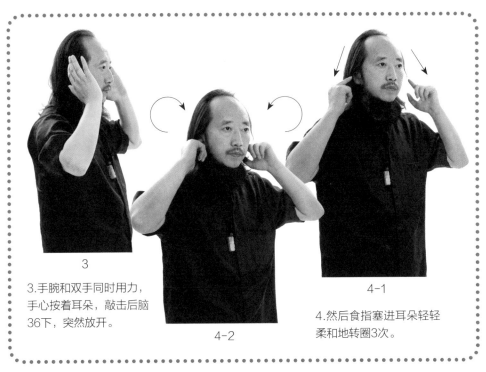

3.手腕和双手同时用力，手心按着耳朵，敲击后脑36下，突然放开。

3

4-2

4-1

4.然后食指塞进耳朵轻轻柔和地转圈3次。

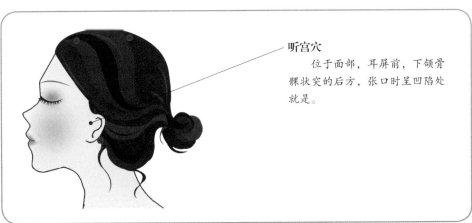

听宫穴
　　位于面部，耳屏前，下颌骨髁状突的后方，张口时呈凹陷处就是。

·配合艾灸效果好

　　在练习太极功法之外，还可配合中医上的艾灸和按摩。这样就会好得更快，并且还有防御的作用。

艾条最好使用清艾条，即便不懂得穴位，看了艾条的说明书后，也知道该怎么做，哪里疼痛灸哪里。我让上面提到的那位徒弟，中午下课后帮助女儿在宿舍点燃艾条对着镜子对准听宫穴灸20分钟，晚上回家后再灸20分钟，第一天、第二天、第三天可能会有些痛，这个时候不能怀疑艾灸的作用，一定要坚持下去，坚持一个礼拜效果就显现出来了。徒弟让他女儿按照我说的去做，边练习太极边用艾条灸，在第七天的时候，真的就没那么疼了，嘴也能张大点儿了，灸到第十天的时候就完全好了，因此小姑娘对艾灸有了进一步的信心。

在饮食上，也一定要注意。坐办公室的女人都爱喝咖啡提神、爱吃零食等，这些习惯都要改掉。如果是肾虚引起的耳鸣，我给大家介绍一个**食疗方法**：红枣去核5个、菊花、枸杞子各10克，黄芪、黄精各20克，热水冲饮，可以补肾、补气、提神、清肝。我有时候讲课时间过长的话，就会把这些材料放在保温杯里泡水喝，以此作饮料，不但能缓解疲劳，提神的效果也非常好。

呼吸有道，拯救"不睡美人"

·顺腹式呼吸治愈失眠

很多来练习太极拳的女性朋友中，大多是白领。现在的女性压力大，任务重，肩膀上所扛的担子并不比男人少。

随着社会的发展，现代女性在物质和精神追求上都提升了，各种各样的广告和各式催人上进的励志书刊，都是有形或者无形的欲望根源。长久下来，就会化作郁火消灼肾阴，导致阴不敛阳，心火偏旺，不能沉静神藏，心肾失交，于是疾病就发生了。

造成失眠的原因很多，但归根结底是因为营卫失调。营卫，就像在《周易》六十四卦中的"既济"和"未济"。"既济"的卦象是水在火上，有胜利成功的意思，水火交融；"未济"的卦象是火在水上，寓意失败，水火分离。只有水火交融、阴阳相交，才会有生生不息的生猛，而一旦分离，生命就会失衡。

我认识一位女性，35岁，年龄不算大。她除了工作，还要管孩子，要为家人的生活起居操心，劳心劳神劳身，一天到晚，交感神经紧张、兴奋度增高，到了晚上，兴奋依然持续，就失眠了。她初次见我的时候，给我的第一印象就是疲惫不堪，看着要比实际年龄大一些。因为失眠干扰了她太久，她觉得自己神经衰弱了，晚上睡不着，白天照样上班，不神经衰弱才怪。医生也告诫她要调养一段时间，最好放个长假。经过朋友介绍，她就来学习青城太极了。这里为大家介绍，**太极基本功睡功和顺腹式呼吸对缓解失眠非常有效。重点讲解一下顺腹式呼吸。**

顺腹式呼吸

功效： 缓解失眠，调节情绪。

关键点： 顺腹式呼吸的过程中可能会睡着，醒时揉小腹收功即可。

1.全身放松，凝神静气。

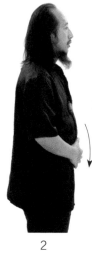

2.双足分开，与肩同宽。双手结印贴于腹前，双足重叠，左上右下，取阴静阳躁之理、以柔克刚之义。

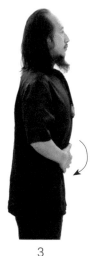

3.从头到脚放松3遍。结印顺腹式呼吸18遍。吸气时，松胸空腹，呼气时挺胸收腹，腹部起伏二指宽即可，不要过大。揉小腹，正反各18遍。

2

3

·平和阴阳睡得好

对于心神失养造成的失眠，还是那句话，一定要结合饮食和生活习惯，坚持下来，一定能得到有效的缓解。这里有一个**茶饮方：**百麦安神饮。做法很简单，把百合30克、淮小麦30克、莲肉15克、夜交藤15克、大枣10克、甘草6克用冷水浸泡半小时，加水至500毫升，煮沸20分钟，滤汁饮用。

还有一个我们经常向大家推荐的方法，就是按摩法：

按揉神阙穴，神阙是人体重要的保健穴位，按摩它不仅培补元气，还能平和阴阳。**按揉足三里穴，**可以缓解饮食不和和胃气不和引起的失眠。**按揉涌泉穴**可以滋阴降火、宁心安神。再者，每天晚上可以泡脚，水温不要太热，等到脚适应了一定的水温后再慢慢加热。

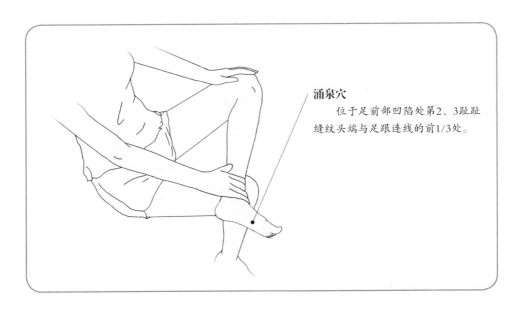

涌泉穴

位于足前部凹陷处第2、3趾趾缝纹头端与足跟连线的前1/3处。

除此之外，睡觉前多听些陶冶情操的音乐，让心情放松。精神愉悦，对失眠也有一定的疗效。

其实，不良的情绪也会导致失眠的发生。我认识很多朋友，男女都有，他们每个人的问题都不一样，什么感情问题、生意问题等。

人在情绪激动的时候，总会做出一些和自己真实想法相反的事情。人为什么要生气呢？很多人明明知道和人争吵是错误的，但找不到解决的方法。我们在日常生活中劝情绪激动的人，一般都会说"别吵了，消消气"，其实这种劝人的方法没什么作用，要想办法让他们**调整呼吸**。深呼吸，放慢节奏，舌抵上腭，意念集中于下丹田，吞津，多做几次，激动的情绪就会慢慢平息了。晚上睡眠的时候，自然不会因为和人闹矛盾而睡不着了。

失眠缓解了，精神自然也就好了。精神好了，气色就会好，整个人也会显得年轻有活力。相信这是每个爱美的女人都希望拥有的人生。

站着也减肥，热量流动减肥法

·提升脾胃运化力

深圳企业家黄总，是一位非常成功的商人。超负荷的工作、无休止的应酬导致他没时间锻炼身体，身心负担过重，血压血脂只升不降，免疫力也降低了，原本适中的身材也不知不觉变得胖了起来。

跟我学习时，因为他有武术的根底，并且对中医也有一定的研究，所以，不论是学习道家理论知识，还是太极招式，都进步比较快。经过半年的练习，他的体重悄然下降了18公斤多，回去之后，工作和身心状态都比之前要好多了。

我建议他少吸烟、少喝酒、少熬夜，少吃肥甘厚腻，最重要的是要有一颗安定的心。

导致肥胖的原因有很多，有些肥胖的朋友会感叹：自己喝口凉水都会长肉，难道肥胖也有遗传？不错，有些人的肥胖是遗传的，但绝大部分人是因为饮食和生活习惯不好导致的。

首先，要学会喝水。水是好东西，但如果喝水的方法不正确，也会导致肥胖。

夏天的时候，很多人喜欢喝冰凉的水或冰镇饮料。冰冷的东西一到胃里，胃黏膜和血管马上就收缩，使脾胃运化功能降低，这种做法会暴伤脾阳，一个是热的，一个是冷的，特别伤身体。脾气受到损害，运化不足，体内的水分就会积累而无法排出，产生痰浊，身体的代谢速度就会下降。因此，本来是为了排毒而喝水，反而会起到相反的作用——该出来的没有出来，不该出来的也没出来。这样，人体细胞间的水分增加了，于是整个人就会看起来很胖了。

还有一些立志减肥的女性朋友，根本不想喝水，虽然口渴得要命。这也是由脾虚导致的，脾虚运化失职，湿气困于体内无法排出，人的口中就会有黏糊糊的感觉，就不想喝水。

在饮食上，多吃些玉米、小麦、小米、赤小豆等，也可以熬粥食用，如小米粥、八宝粥等，都具有健脾祛湿的作用。注意，要多吃蔬菜，少吃油腻的东西。

胖人一般饭量大，饭量越大，消化食物时耗氧也就越大，细胞就更加缺氧，心脏就越发加压，血压就易升高，所以很多胖人都血压高。习练太极，能增加身体含氧量，能帮助消化、降低血压。

另外，现代人整日坐在办公室里，有冬有暖气，夏有冷气，真正做到了冬暖夏凉。人在很热的时候，毛孔是张开的，一旦冷气打开，体内的水液及代谢物无法及时排出，那么水湿和热气也被困在体内，湿气重了就会长胖。所以，夏天的时候，我不建议大家整天待在空调间里，最好出来走走，吹吹自然风。

·按摩带脉轻松享瘦

北京的赵总，因为身体不舒服，跟着我学习青城太极，就是站立式和动立式。每次练习30～60分钟，坚持了大概4个多月，体重就明显地下降了。

她练习太极的过程非常有意思，最开始练习的时候，她怕自己无法坚持，就让公司的同事监督，还设了罚款条例，条例规定，如果哪一天她没有进行练习，就罚款1万元。这样，促进了她坚持练习的决心，结果第五天的时候她就觉得可以不用监督也能自觉练习了。

另外她之前还经常会做噩梦，胆子也很小。因为在外打拼，经常出差，每次出差住酒店的时候都会开一个套房，让自己的秘书陪着。但是在练习了青城太极之后，胆子大了很多，心情也好了，后来去新西兰，居然跨越了很多人都不敢尝试的冰川地带。

赵总可以说对青城太极有着深刻的体会，她告诉我，现代很多企业家都会参加各种各样的培训课，目的就是为了追求内心的平静，追求来自心灵的幸福与满足。而练习青城太极，改善的不仅仅是我们的身体，更让我们对人生、对自我的追求有了更高一层的认识。

美国女高音歌手Venus专程从美国赶来向我学习太极。练习了5个月，每天一小时，她的体重从354斤减到了278斤，每次说到青城太极让她体型更加苗条，她就非常开心和自豪。

青城太极从复杂到简单，体现了大道至简的法则，有些人有大量的时间，更应该为自己好好珍惜利用好时间。

而对于那些平时工作很忙、没时间运动减肥的人，我只想说一句，各种减肥茶作用不大，各种节食方法也不科学，运动才是硬道理。运动方法得当，无须很大的力气就能收到意想不到的效果，这才是真正的"懒"人减肥法。

经常练习**青城太极站功六式**（见182页详解），有助于减肥。站功六式前面已经提过，就不再细说。

这里为大家分享两个减肥方法。一个是**按摩带脉**，一个是**逆腹式呼吸方法**。

带脉是人体奇经八脉之一，能约束全身纵行之脉，任督二脉、足三阴、三阳以及阴阳二蹻脉、阴阳二维脉、冲脉皆受带脉之约束，以加强经脉之间的联系。经常按摩带脉，不但能起到减肥的作用，还对女性疾病有很大的治疗和改善作用。

有些女人一生都在与肥胖作斗争，多数人认为肥胖是身体营养过剩、能量高的表现，而事实恰恰是因为营养不均衡、体内垃圾太多、体能不足而致肥胖，这一切都是因为经络不通、气血运行缓慢造成身体细胞营养缺乏，垃圾无法运出所致。因此通过习练青城太极快速打通经络，加快血液循环，从而提升人体各种代谢功能。消化好了，吸收好了，营养均衡了，自然就苗条了，这也就是瘦人为什么怎么吃都胖不起来的根本原因，坚持练青城太极让怕胖的女士从此解脱。

按摩带脉

功效： 促进经脉联系，瘦身，防治女性疾病。

关键点： 18次为基础，是一个循环。

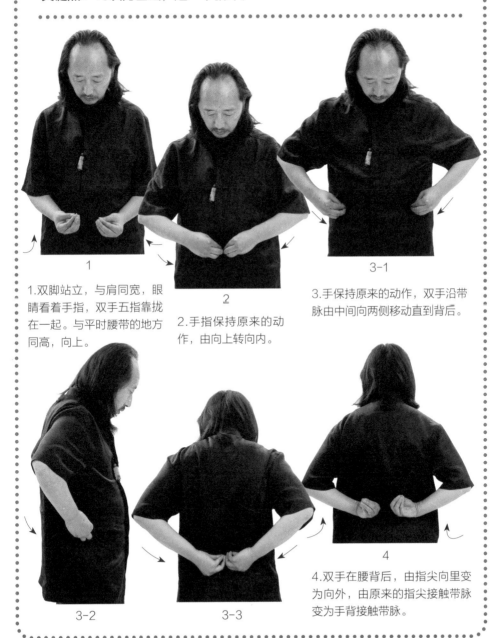

1

2

3-1

1.双脚站立，与肩同宽，眼睛看着手指，双手五指靠拢在一起。与平时腰带的地方同高，向上。

2.手指保持原来的动作，由向上转向内。

3.手保持原来的动作，双手沿带脉由中间向两侧移动直到背后。

3-2

3-3

4

4.双手在腰背后，由指尖向里变为向外，由原来的指尖接触带脉变为手背接触带脉。

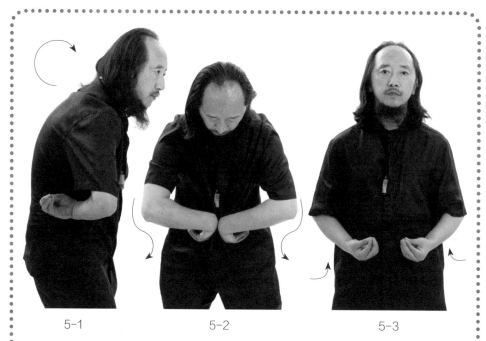

5-1　　　　　　　　5-2　　　　　　　　5-3

5.然后再沿着原来的地方反方向移动，移动的同时，身体借助手背的推力向前倾。双手在腰前手腕相碰分开，恢复第一个动作。

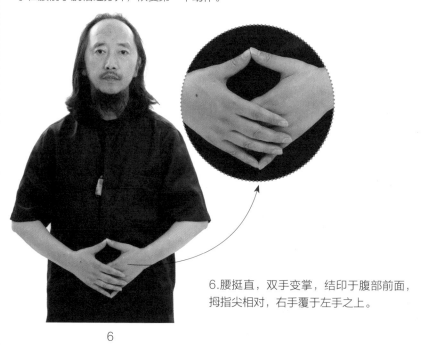

6.腰挺直，双手变掌，结印于腹部前面，拇指尖相对，右手覆于左手之上。

6

逆腹式呼吸

功效： 提升脾胃动力，有效减肥。

关键点： 如果气短不够用，可在吸气到胸前的时候，双臂向两边展开，手掌向上举过头顶，双手从头前下来的同时念"哂"字。

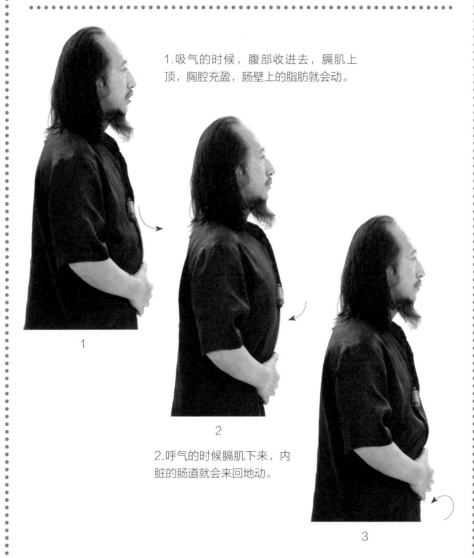

1.吸气的时候，腹部收进去，膈肌上顶，胸腔充盈，肠壁上的脂肪就会动。

1

2

2.呼气的时候膈肌下来，内脏的肠道就会来回地动。

3

3.双腿与肩同宽，胸腔张开。

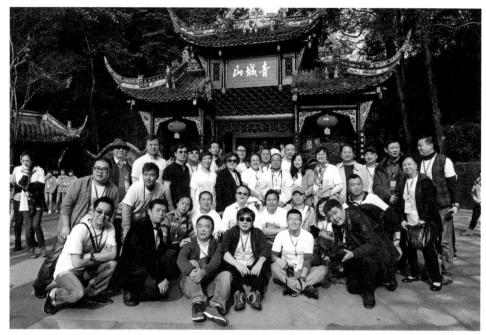

· 李少红率众导演问道青城山习练青城太极

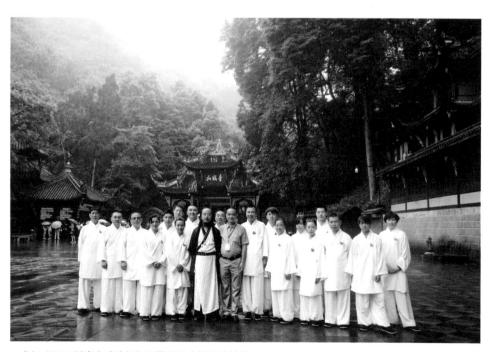

· 参加 "2013财富全球论坛" 配偶团学太极的教练们

第3章

Chapter 3

解决肩颈、腰腿痛的回春良方

针对时间不多、压力大的办公室白领人群，青城太极独创了简易太极练习法。动作柔和不夸张，实效性强、作用大、省时省力，非常适合在办公室里练习。

"白鹤伸颈"缓解经络不通

·让腰颈痛楚一去不返

有一个女性朋友，经过朋友的介绍来参加太极训练。她告诉我，自己才20几岁，却已经是50几岁的身子了。我问她原因，她说坐着不动腰部就会难受，有时候不知道双腿该放在哪里。去医院检查，医生说她腰骶关节周围胀痛，按诊的时候，腰部及臀部有明显的压痛点。如果她加班时间过长的话，腰部就会疼得直不起来。她在医院做理疗，吃中药，自己或者家人帮着做按摩，效果是有，但是时好时坏，隔一段时间又会发作，她特别想找个办法根治一下腰痛的毛病。

经过询问我了解到，她是一位文案工作人员，一天到晚都坐在椅子上，吃饭都是叫外卖直接送到桌子上，一天中除了去洗手间的时间能站起来走一会儿，其余的时间都是坐着的。长时间不运动，再加上坐姿不正确，腰部必然会受到伤害，形成劳损。

还有，现在的女性都爱美，常年穿着丝袜和裙子，夏天办公室有空调，室内温度比室外温度要低很多，容易导致腰部受寒。冬、春季节时不穿棉裤，还是袜子裙子，室内有暖气，但室外又冷了。而且这个女性朋友在四川工作，冬天室内的空调暖风肯定作用不大，因此腰部也会受寒。

我告诉这位女性朋友，想缓解腰部的疼痛，练习太极是个正确的选择，但是除此之外，还要有一颗恒心，坚持练下去，时间长了就会发现，不但腰部疼痛得到了缓解，整个身体状况也会得到改善。

青城太极中的**白鹤伸颈招式**，对缓解腰部疼痛和颈椎、肩膀不适都有很好的效果。

白鹤伸颈

功效：缓解腰部疼痛，治疗肩颈不适。

关键点：集中意念，全身放松。连续做3次。

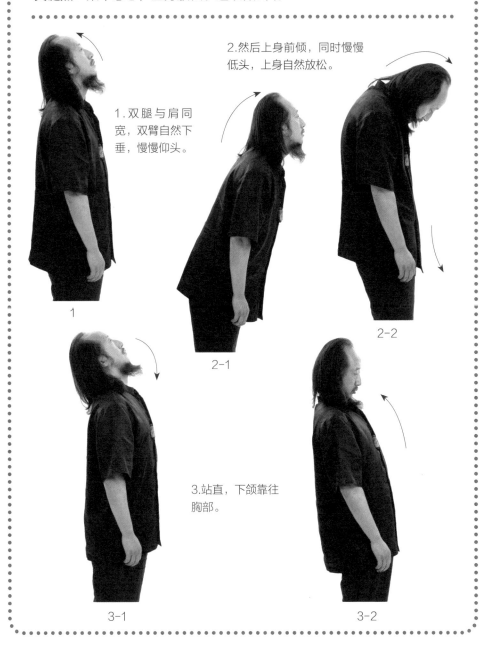

1.双腿与肩同宽，双臂自然下垂，慢慢仰头。

2.然后上身前倾，同时慢慢低头，上身自然放松。

1

2-1

2-2

3.站直，下颌靠往胸部。

3-1

3-2

现在人压力大、工作时间长，坐着不动的工作看着很清闲，但却隐藏着危机。为什么会有疼痛难受的感觉？当腰部肌肉、筋膜、韧带等软组织受到长时间的损害时，形成条索状结节，会有疼痛的感觉；当腰椎出现错位、有炎症的时候也会很疼；长时间弯腰低头工作，或者有不良的坐姿习惯，都会导致腰部受到损害。睡觉的时候被子没盖好，穿衣服不按四时择衣，寒气不知不觉地侵袭身体，日久天长，腰部的肌肉会产生痉挛肿胀等疼痛感，如果不及时加以缓解护养，那所承受的痛苦比上述的女性朋友还要多。

很多人知道练习太极对身体有好处，但是真正从中得益的人很少。有的人认为太极充满神秘，一般人根本无法渗透其中。针对时间不多、压力大的办公室白领人群，青城太极独创了简易太极练习法，动作柔和不夸张，实效性强、作用大、省时省力，非常适合在办公室里练习。与其他内家拳相比，青城太极得气快、能迅速缓解症状，遵循的原则是先让肌肉筋脉处于一种紧张的状态，然后迅速放松。

· 辅助按摩事半功倍

在练习太极招式的同时，对腰部穴位进行按摩，效果会更好。下面我给大家介绍一下怎样通过按摩穴位来减轻腰部的疼痛。

首先**按揉肾俞、腰眼、委中、阿是穴**，在按揉的时候，力度一定要和自己的耐受力相当，不可用力过大。上班的时候可以自己按揉，回家也可让家人帮着按摩。时间不长，每个穴位按摩3分钟左右就可以了。

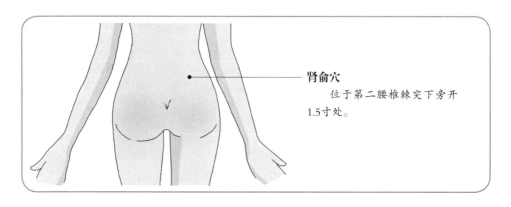

肾俞穴
位于第二腰椎棘突下旁开1.5寸处。

更简单的方法是**自我叩击法**。用拳头或者买一个磁圆针，在腰部疼痛的地方轻轻地敲打，不要用力过猛，敲打1分钟就可以了。

除了按揉等配合缓解外，在饮食上也要注意。不能贪冷食，喝水的时候要喝温开水。在这里，我给大家推荐一个"**大豆酒**"，保准管用：

首先取大豆200克，米酒300毫升，将大豆炒热，趁热放入酒中，然后加入少量的水煮成200毫升。每顿饭时饮用。

这位女性朋友按照我教的方法，每周末都来我这里进行太极练习，上班的时间就悄悄做"上班间操"，坚持喝"大豆酒"，或者进行腰部按揉。半个月后的一个周末，她一来就很欣喜地告诉我，她的腰真的不那么痛了，尝试着弯腰的时候也不会那么难受了，真是太神奇了。

虽然效果出来了，但我还是要多嘴几句，坐姿一定要改善，不要长时间地站着或者坐着，不要半途而废，一定要坚持下去，才能让身体更加健康。

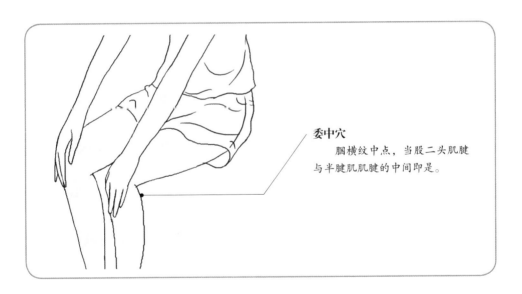

委中穴
腘横纹中点，当股二头肌肌腱与半腱肌肌腱的中间即是。

耸耸肩，让肩周疼痛不再来

· "缩头乌龟" 巧治肩周炎

肩周炎这个病，是我所识之人中所患最多的一种病。之前患这种病的人以老年人居多，但近些年来，肩周炎逐渐开始光顾年轻人了，这都是因为生活习惯不好造成的。

国家高级按摩师钟莲，就是因为肩周炎而与青城太极结缘的。她自从有这个毛病之后，没少进行锻炼、治疗。比如跑步、牵引等，都是治标不治本。后来跟随着我练习太极拳和养生功，先从六式、九式、十八式到三十六式，动作从僵硬到自然，随着时间的推移，她不但胳膊不疼了，气血旺盛了，之前气虚乏力的症状也消失了，还获得了四川省武术比赛太极拳亚军。当然，我们练拳的目的不是为了竞技，而是要锻炼身体、保养身体。

我还遇到过一个男士，初见到他时是在一次授课上。别人都认真地听课，他却坐立不安，一会儿用右手揉揉左肩，一会儿用左手揉揉右肩。等到大家互动练习的时候，果然不出我所料，别的同学都能把胳膊伸直或者向后伸，只有他像没骨头的人一样，动作非常奇怪，还惹来周围同学的笑声，他这是典型的肩周炎。当时正是冬季，四川的冬天很冷，没有暖气，年轻人都爱美，认为穿得薄点儿好看，殊不知这样最容易让寒气侵入体内。这个小伙子怎么会连举起手臂都有困难呢？因为气血不流通、关节痹阻所致，就是咱们常说的臂痛。我问他原因，他说前天喝了点酒，觉得身子热了就脱了衣服，第二天就这样了，因为受寒来得急剧，疼痛也就更强烈。所以，冬天的时候一定要注意保暖。

对于突发的疼痛，当然要先镇痛，胳膊避免做剧烈的运动，不能强迫手臂翻转伸直。为了让他适应，我让一个徒弟先帮着他按摩了10分钟，主要穴位是：足三里、养老、阳辅、肩髃、天宗、后溪、合谷。之后，他的肩膀发热，疼痛也有所缓解，这个时候，我才教他练习缓解肩周炎最简单、最有效的拳术，就是**站功六式**（见182中详解）和"缩头乌龟"。

这个小伙子在我的指导下，连续做了20分钟，他的动作幅度从之前的小心翼翼到自然摆动，很显然，肯定没之前那么痛了。在场的人都觉得很神奇，因为他的手臂已经能前伸，还能向上倾斜地扬起。我告诉他平时不要只顾耍帅少穿衣服，一定要注意保暖，以后每天早晨醒来、晚上睡觉前都可以做上述的动作，每次几分钟，过不了几天就会好，而且还能起到预防的作用。

"缩头乌龟"

功效： 缓解腰部疼痛，治疗肩颈不适。

关键点： 吸气，吸气的时候耸肩，手心向内。扩胸，手心向后。放下，手心向里，放下的时候动作迅速，像在叹气。

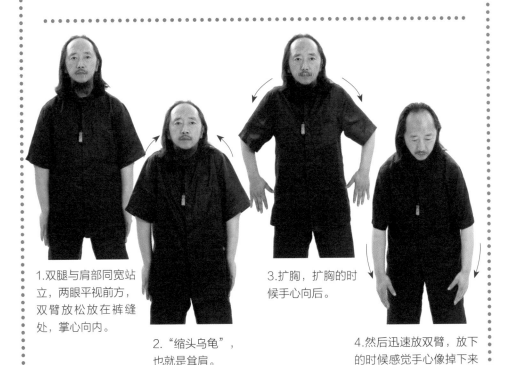

1.双腿与肩部同宽站立，两眼平视前方，双臂放松放在裤缝处，掌心向内。

2."缩头乌龟"，也就是耸肩。

3.扩胸，扩胸的时候手心向后。

4.然后迅速放双臂，放下的时候感觉手心像掉下来一样，就像在叹气。

·外敷验方妙除肩膀痛

他走的时候，我还教给他另一个小方法，就是用日常所见的材料做成**外敷药**。用生活中常见的老生姜200克、葱子100克、甜酒50克，将姜葱捣烂后炒热，用甜酒搅匀敷在疼痛的地方，配合治疗，效果会更好。小伙子对我千恩万谢，并且发誓一定要跟着我学好太极。

当然，除了练习太极招式、敷药之外，按摩也是少不了的。按摩可以改善经脉循环，松弛肌肉紧箍感，增加肩关节的运动，但不要用力过大，要轻轻的，否则会适得其反。现在，年轻人多坐在办公室，身体部位动得最多的就是手指头，不管男女，多多少少都有这个毛病。但不要忽略肩周疼痛，以为不是大毛病，要经常锻炼，按揉关键的穴位，定会让你的身体得到好处。

青城玄门太极拳作为以道家哲学理论为基础的武学文化和镇派之宝，非常讲究言传身教，循序渐进，注重潜移默化地引领学者观其形、揣其意、度其神、勤思苦练，形成习惯，自自然然地练出扎扎实实的真功夫。因此，在练习的时候，朋友们一定要坚持，若是断断续续便不能缓解病症了。

晃晃脑，和颈椎病说拜拜

·神奇颈功打通经络

前些日子，我在网上看到一个叫做熊顿的女孩子乐观抗争肿瘤的新闻，并且我还看了她的漫画连载。说实话，这是我第一次认真地看完一本的漫画，很感动，有几次几乎眼角湿润，但最后这个坚强的女孩子还是被肿瘤夺走了年轻的生命，实在让人可惜啊！熊顿在漫画中说自己很久之前就经常感觉到胸闷头晕，只是没在意，直到有一天突然晕倒在地板上，她还以为只是普通的晕倒。

我提起熊顿，只是想说明一件事，不能小看身体发出来的任何警告。如果不在意，就会小病酿成大病，如果不能及时缓解，会延误病情，造成终身遗憾，可能会导致肌肉萎缩、头晕头痛、行走困难，甚至四肢麻木不仁，导致瘫痪。

人在生活中，总会有怀疑自己的想法的时候。尤其是女性，在中年之后，往往会对自己这么多年来的人生进行反思。就好像行船一样，在人生的大海中航行，走过一段时间，会回头想想。北京的赵总，她婆婆患有颈椎病，经常看北京卫视的养生堂节目，很多缓解颈椎病的动作也都学过，结果都没效果，就想找我教，在找我之前，她曾经跟着一个中医专家陈老师练习。

我问她：效果怎么样？

她说：练习了啊，没用。

我问：你练习了几次。

她说：一次。

我笑着说：那不行，我不能教你。我教你了，你就练习一次，效果不佳，你说我是骗子怎么办？

一般练习太极肯定能够产生效果，但刚开始的前3天，会觉得不适应，练习了3～5天，就会缓过来了，练习到第7天的时候就会爱上太极了，到了第21天的时候就会形成记忆。很多人觉得练习太极好枯燥啊，总是坚持不下来。那刷牙洗脸枯燥吗？这些是我们每天都要进行的事情，也没有人感觉到枯燥，相反，如果有一天不刷牙洗脸反而会感到奇怪，不适应。练习太极也一样，要形成一种记忆性的习惯。

缓解治疗颈椎病，我有一个简单的方法推荐给大家，就是**太极环功里的颈功**。

它通过与常规太极完全相反的抬肘抬肩抬头埋头，实现了肩颈肌肉的最大化拉伸；通过其他太极拳完全没有的结印、蠕动，实现了对五脏的牵拉按摩，对气感的最快体验，有利于打通经络，促进气血的最佳运行。一个方向几秒钟就可以做完，太极就是这么神奇，能在极短的时间内培补元气，让精气神充满全身。中医讲，正气存内邪不可干，所以只要元气充盈了，疾病就会逐渐远离。

· 全面调理颈椎病

经常伏案工作的人，想要根治颈椎病，一定要将运动、正确的坐姿、合理的饮食相结合，当然还要有恒心。我有两个从厨房"偷"来的方法，之所以说厨房，是因为这两个方法的材料都来自于我们的厨房。一是自制**外敷药袋子**，取材只是食盐，炒热之后用一个纱布袋子装好，捏均匀之后敷在疼痛的地方半个小时左右，效果非常不错。也许你不知道，最常见的盐巴居然也有活血化瘀消炎的作用。除了外敷之外，还有一个简单的方子：生姜、大枣，两样各取适量，煎服，每天喝一小杯。凡是试过的人都在差不多一个月后自我感觉到颈椎疼痛得到缓解。生姜辛温，解表发汗，温中散寒，而大枣又有补血养血的作用，两者相结合，对消除颈椎病导致的发炎肿胀疼痛非常有疗效。

如果动动手就能让身体健康，那么，爱美的女性朋友们，在工作的同时，不能忘了让自己的身体放松一下。给自己几分钟沉静下来，听一段悠扬的音乐，做个颈部按摩，不仅会让你一整天精神抖擞，还会减少劳累带来的疼痛。

按摩百会：用中指或食指按于头顶最高处正中的百会穴，力道由轻到重按揉20～30次。按摩百会具有健脑宁神、益气固脱的作用。

颈 功

功效： 缓解肩颈疼痛。防治肩周炎。

关键点： 做的时候轻轻拉伸肌肉，每个动作保持3～5秒。

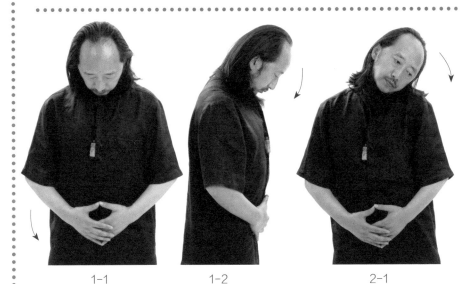

1-1　　　　　　1-2　　　　　　2-1

1.身体站直放松，调整呼吸。左脚向左跨一步，双脚同肩宽。向正前方低头。

2.向左肩画弧，经后颈、右肩，画弧至起点；接着，用同样的方法反方向画弧一次。

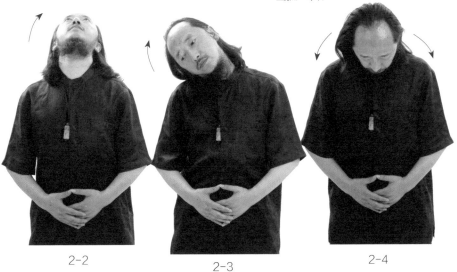

2-2　　　　　　2-3　　　　　　2-4

按摩太阳穴：按摩太阳穴有清脑明目、振奋精神的作用。

按摩风池：主要有疏风散寒、开窍镇痛的作用。

拿捏颈肌：拿捏颈部肌肉具有解痉止痛、调和气血的作用。

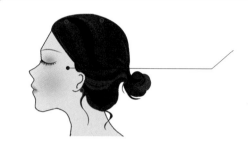

太阳穴

　　太阳穴在耳廓前面，前额两侧，外眼角延长线的上方。

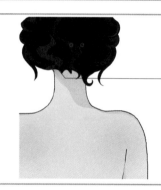

风池穴

　　风池穴位于后颈部，后头骨下，两条大筋外缘陷窝中，相当于耳垂齐平。

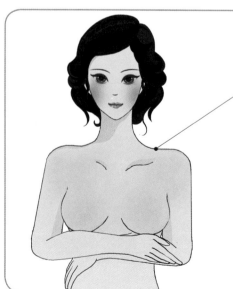

肩井穴

　　肩井穴位于人体的肩上，前直乳中，大椎与肩峰端连线的中点，即乳头正上方与肩线交接处。

按压肩井： 肩颈部对颈椎的作用非常大，经常按揉这个穴位，对经络受阻、颈部受凉有显著功效。

很多学员按照我所说的建议，坚持了几个月之后，效果非常好。还是那句话，只要坚持到底，没有做不到的事情。

除此之外，还要培养正确的生活习惯，首先坐姿、站姿、走姿要改一改了。坐的时候要上身挺直，下颌微微收敛，参看太极坐功；站的时候要胸部挺起，腰背平直，两腿直立，可以参考青城太极的站功；走的时候要抬头挺胸，腰部直挺，收小腹。这些非常细微的动作，看起来不起眼，如果真的有心去做，就会收到意想不到的效果。经常对着电脑的人，不能把脸贴在电脑上了，眼睛与电脑屏幕之间一定要保持一段距离，尽量不要低头。少喝些咖啡、碳酸饮料等。尽量少坐车，平时骑自行车，如果离工作地点近点的话，早晨少睡一会儿，步行去上班，是最绿色的缓解颈椎病的方法了。

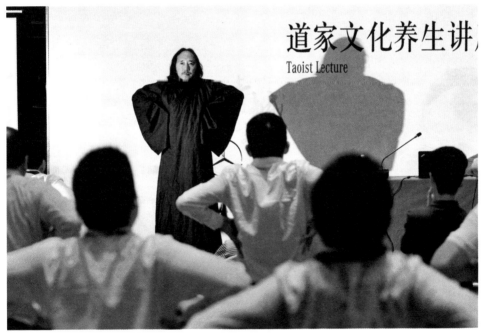

·在青城豪生国际酒店为奔驰经销商讲习太极养生

按膝眼，暖膝治疗关节痛

· 轻缓招式缓解膝疼痛

大多数关节疼痛不是由外伤引起的，而是因为寒冷引起的。

随着社会的发展，女性审美观的变化，人们的生活习惯也发生了很大的变化，女性开始非常注重形态美。即便是在下着雪的冬天，也有很多人不穿羽绒服，只穿薄薄的一层，认为身形窈窕。然而在体现美感的同时，自己的身体却被伤害了。因为穿得少，在屋内可能还感觉不到，一出门寒风逼人，会导致肌肉和血管收缩，阻碍经络畅通，就会导致疼痛。

有的女性，经常去做运动，但是若运动前热身运动不够，或者运动量过大，也会导致膝关节的疼痛。不良的走路习惯也会导致膝盖疼痛。女性都爱穿高跟鞋，不管是逛街还是游玩都会穿，这样会使膝关节长期处于非正常的受力状态，造成膝关节的慢性损伤，损伤到了一定程度，就会引起膝关节的疼痛。另外就是不适当的按摩。哪里不舒服了，就胡乱按摩几下，缓解暂时

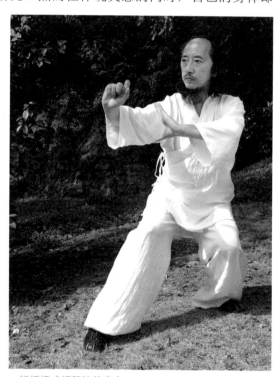

· 轻缓招式缓解膝盖疼痛

的难受。若力度太大，造成筋膜损伤等，都会引起关节的疼痛。

膝关节疼痛，给人带来的痛苦其实很大，那么怎么缓解这种疼痛呢？我建议练习太极并配合按摩和针灸来缓解，这样效果非常显著。有朋友问，太极拳对风湿性关节炎有效吗？我们都知道，风湿性关节炎是以关节疼痛、肿胀和屈伸不利等为主要特征的一类疾病。太极拳是传统健身法中以动为特点的功法，它那似行云流水、连绵不断的动作对人体发挥着多方面的医疗保健作用。

据我多年来总结出的实践经验，太极拳能促进血液循环，减轻心脏的负担，增加肺活量，增强肺通气和换气功能；还能调节神经系统，增强人体动作的协调性和平衡能力；促进胃肠蠕动；调节垂体或更高的神经、内分泌中枢，促进机体代谢。人体的免疫功能得到提高，能让人延缓衰老，长寿健康，而上述的这些都对关节有着支持和推进的作用，对预防关节病变、促进关节病变愈合有着很大的促进作用。我给大家介绍下青城太极缓解关节疼通的方法，主要有**胯功、膝部和按膝眼**（见96页详解）。

刚开始练太极拳，可慢慢地练，架势高点，不要急于求成，但必须坚持。在习练当中，注意虚实分明，重心必须落在承重腿的脚后跟上，而没有承受重力的腿不能受力，包括膝盖。

·静养+按摩，祛关节寒气

太极拳是我国民族宝贵的文化遗产之一，从防身到竞技，从竞技到健身养生，历经百年。可以说太极随着时代的变换而不停地被提升和改善，其最终目的是为了让人们更加容易接受，为人们提供更好的健身方式，因此太极拳不但在国内受到了人们的普遍欢迎，在国外也广为流传。

曾经有些人对我说他们练习太极后反而会让膝盖疼痛，觉得太极对膝关节不好，其实这真是冤枉了太极了，我敢肯定，他们在练习的时候，肯定是没注意好腿脚的角度问题。在太极的一些腿部动作中，会有特定的动作，如没有按照这个特定去做的话，就会引起腿部不适，尤其是一些扭身、跨步动作，而太极又是慢动作较多，每个动作之间间隔相对较大，若把握不好，就会导致膝盖扭曲。这就是一些人练习太极后反而会感到膝盖不适的原因了。

胯 功

功效： 对预防老年人摔跤，骨折，强健股骨头都有很好的作用。

关键点： 这个动作的要点是先提左脚，再提右脚。

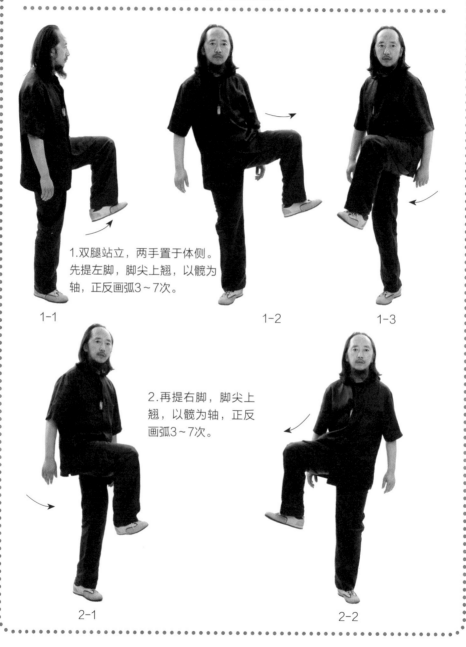

1.双腿站立，两手置于体侧。先提左脚，脚尖上翘，以髋为轴，正反画弧3~7次。

1-1

1-2

1-3

2.再提右脚，脚尖上翘，以髋为轴，正反画弧3~7次。

2-1

2-2

膝 部

功效： 膝部运动对老年人膝盖退行性病变造成的冷痛起缓解作用。

关键点： 膝部不能受力者，可微微屈膝，以自己能承受为度。

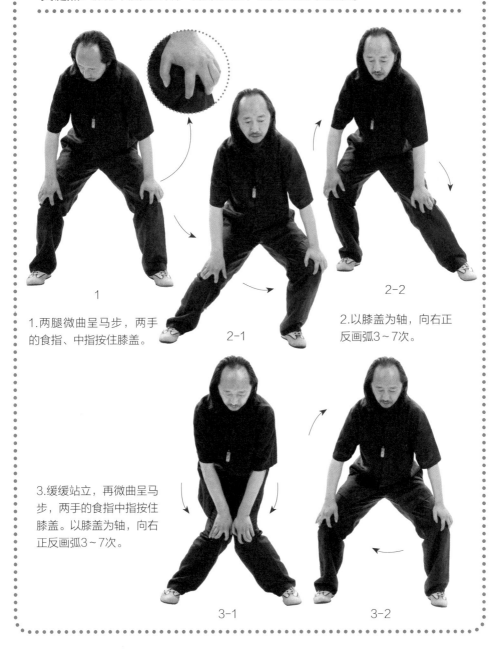

1

2-1

2-2

3-1

3-2

1.两腿微曲呈马步，两手的食指、中指按住膝盖。

2.以膝盖为轴，向右正反画弧3~7次。

3.缓缓站立，再微曲呈马步，两手的食指中指按住膝盖。以膝盖为轴，向右正反画弧3~7次。

按膝眼

功效： 疏通气血，温暖膝部，缓解疼痛。

关键点： 动作轻柔。

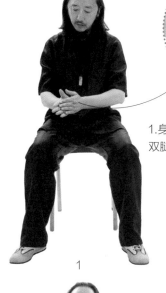

1.身体端直坐在椅子上，双腿自然分开。

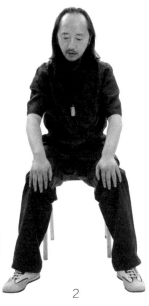

2.双手掌心相对进行搓揉，直到掌心发热，然后分别放在左右膝盖上。

1

2

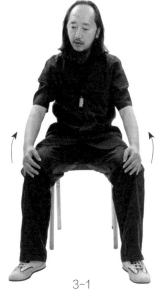

3-1

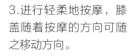

3.进行轻柔地按摩，膝盖随着按摩的方向可随之移动方向。

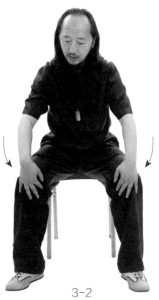

3-2

静养也可以减轻关节炎带来的疼痛，但真正的静养，并不是单纯地坐在那里不动。这就是很多人说自己并没有走很多路，干多重的活，却总感到关节难受的原因。长期不活动，引起气血不通，反而不利于病痛的缓解。青城太极，动作简单轻柔，只要动作到位，就能让膝盖部位血流加速，扩张毛细血管，用自身的热量把膝盖间的寒气赶走。

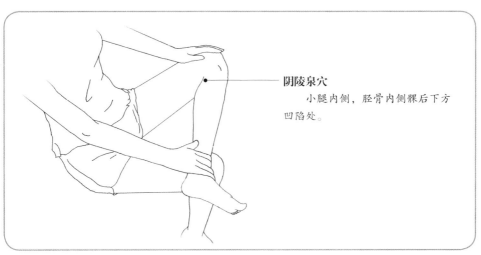

阴陵泉穴
　　小腿内侧，胫骨内侧髁后下方凹陷处。

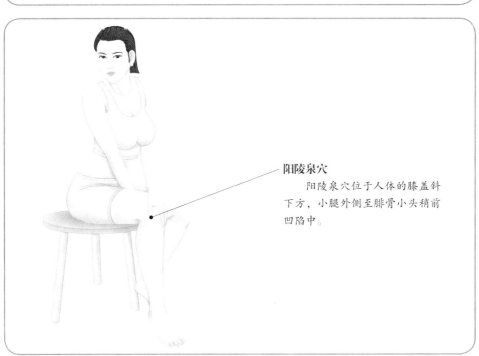

阳陵泉穴
　　阳陵泉穴位于人体的膝盖斜下方，小腿外侧至腓骨小头稍前凹陷中。

另外，适当的按摩，也可以缓解关节炎带来的痛苦。**一般用点揉按摩法。**在膝关节的内外侧、髌骨处找痛点按揉，每个点大致可以按揉1分钟。也可以按摩血海、膝眼、阴陵泉、阳陵泉、足三里，每穴1分钟，以微微酸胀感为宜。注意在按摩的时候，力度要合适，不可用力过度，否则会适得其反。

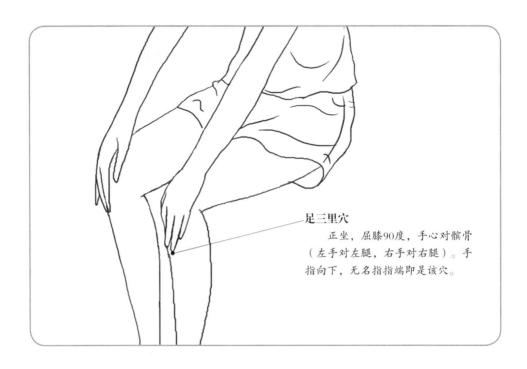

足三里穴

正坐，屈膝90度，手心对髌骨（左手对左腿，右手对右腿）。手指向下，无名指指端即是该穴。

第**4**章

Chapter 4

随手学
近在身边的保健动作

想要缓解症状，必须找出原因，做到因病制宜、有的放矢。太极动作简单又方便练习，只要坚持练习就能减轻身体的痛苦，是最值得的付出。

练太极缓解手脚麻木

· 糖尿病引起的手脚无感

引起手脚麻木的原因很多，肩周炎、颈椎病、腰椎不适、糖尿病等都会在不同程度上引起手脚麻木，所以想要缓解手脚麻木的症状，必须找出引起麻木的原因，做到因病制宜，这样才会有的放矢。而颈椎病和肩周炎引起的手脚麻木，在上述有关疾病中已经详细说过，并且提供了相应的缓解方法。

在本章中，我将重点对糖尿病引起的手脚麻木作详细的描述，其中最常见的是2型糖尿病引起的。糖尿病是一种慢性疾患，病程长，并发症多，特别是在慢慢发展的过程中，患者在5～10年间诱发下肢血管神经障碍的发病率很高，甚至会发生坏疽，这主要是由于血栓的形成使血管狭窄闭锁坏死造成的，中医称之为瘀血阻络或痰瘀互结阻络。中医说麻属顽疾，木属死血，因此在缓解上以祛痰通络、活血化瘀为要。糖尿病引起的手脚麻木，可以通过练习**青城太极基本站功来缓解**（见176页中详解）。

我建议，在刚得病时要以药物缓解为主，练太极拳为辅，等到血糖稳定一些，再以练太极拳为主，药物缓解为辅。在练习到一定程度后，就可以只练太极拳了。每天起码坚持练五六遍，甚至十几遍。当然，练习太极时并不是练习的次数越多就越好，关键是以质量为主。

经常练习太极，能够使身体内分泌增强，促使血糖充分燃烧，从而让能量得到储存。对于糖尿病病患者来说，身体机能会得到恢复，而对于身体健康的人来说，通过练习青城太极，也能让五脏六腑得到有规律的蠕动。这样，气血流畅，对五脏六腑起到按摩的作用，从而促进全身四大系统的能动性。如青城太极里的大调息式呼吸法、顺逆式呼吸法等，通过呼吸系统，增加肺活量，加速血液循环，内分泌能得到有效调节，并能多出汗，起到排毒的作用。此外，从消化系统到神经系统都能得到良好的疏导，筋骨皮也能得到进一步的锻炼，从而使整个身体机能得到更好的调节。

·注意饮食结构的调整

我推荐给大家一个食疗方，配合太极练习，会大大地缓解手脚麻木的症状，就是生活中常见的**丝瓜萝卜粥**。萝卜和丝瓜各取一根，切成一块一块的，然后准备好洗干净的粳米，混在一起，放在锅里煮熟，可根据自己喜欢的味道加材料。干丝瓜里面的丝瓜瓤，具有疏通经络的作用。木瓜也能祛风去湿，活血通络，如果手脚麻木，伴随有下肢肿胀的朋友，也可经常炖木瓜吃。

还可以经常做腿部的按摩，因为按摩的时候，能加速血液循环，疏通下肢经络，平时不管是在家还是在公司，都要避免久坐、久站。紧张的生活节奏和压力，常常会引起人的情绪失控，有的人特别容易发火，有的人则会抑郁，有的人更是悲观厌世。这些都只会让我们的身体机能失调，所以，心灵的修行和情绪的把握，也成为当今女性必不可少的课程内容。在闲暇的时候，可以画画、看书、听音乐、养花。我曾经看到一些女性绣十字绣，我觉得这个挺好，能让心静下来，但也不可总是坐着绣，否则会影响肢体血液循环的速度。放假的时候，出去看看外面的风景，让自己的心灵更加从容，使自己对待生活、对待疾病有一个全新的认识。

现在的很多疾病，多是吃出来的，随着物质生活的丰富，营养过盛，偏食、过食、精食都会造成机体营养成分及某种微量元素的过量或缺乏。所以改变自己的饮食结构非常必要，吃东西要多元化。

像糖尿病患者就要多吃燕麦、洋葱、山楂、食醋等能控制脂肪分解、软化血管的食物。多吃萝卜、山药、苦荞麦、苦瓜、胡桃等也可以降低血糖。

太极手指环功治愈鼠标手

· 手指环功对症指无力

鼠标手，是一种经常对着电脑工作的人群中的常见病症。医学上称之为腕管综合症，是指人体的正中神经以及进入手部的血管，在腕管处受到压迫所产生的症状。临床表现主要是食指和中指伸缩不利，僵直疼痛、麻木，甚至有手无缚鸡之力的感觉。

在今天，电脑早已成为人们工作生活中必不可少的一种工具，很多人几乎每天都离不开电脑，上班、上学甚至在地铁公交车上都会看到一些年轻人不停地翻着各种网页。当人体的腕部达到一定程度的反复过度活动的时候，就会出现腕部麻木、疼痛、肿胀甚至痉挛，而通常右手最为严重，这是因为一般人都习惯使用右手点击鼠标。相关研究证明，女性更容易患上鼠标手，发病概率比男性高3倍，这是因为女性手腕管通常比男性小，腕部正中神经更容易受到压迫。此外，孕妇、风湿性关节炎患者、糖尿病患者、高血压患者、甲状腺功能失调者，也容易患上鼠标手。

我曾经碰到一个患典型的鼠标手的女性朋友，才二十多岁。她告诉我，她最近感到手指麻木，而且右手力气越来越小，她怀疑自己是不是得了重症肌无力，也不敢去医院检查，怕万一真的是，自己无法承受。

我让她先不要担心，通过谈话，我了解到，她是一家图书公司的美编，每天都要对着电脑，不是拿着粗重的画板画图，就是操作着鼠标不停地点击修改。

我告诉她，她这是典型的鼠标手，虽然没有重症肌无力那么吓人，但是若不及时缓解和恢复手，一样会让人痛苦的。

小姑娘很着急，问我有没有既简单又效果好的方法，因为之前她听说经常练习太极对身体有好处，所以就前来试试。我笑着告诉她：很多运动对身体都有好处，就看人们怎么锻炼了。

　　我当时就教了她几个动作，她刚开始学的时候，手有些适应不了，我让她慢慢地、缓缓地，不要用蛮力，以轻柔、缓慢为主。太极拳本身就有轻柔灵动的特点，最适合那些身体疼痛不方便活动的朋友们进行锻炼了，我教她的正是**手指环功**。

　　这种动作既简单又方便练习，一天之中再忙也能抽得出几分钟的时间吧，多坚持一点就能减轻身体的痛苦，这是最值得的付出。

· 生姜泡手活血化瘀

　　在鼠标手后期恢复时，可以配合活血化淤消炎止痛的**生姜洗浴**。把生姜捣碎，放在开水里泡，大概闻到生姜味道散发出来的时候，就可以把手放进去洗了。每天早晨和晚间各一次，会加速鼠标手的恢复。

　　这位女性朋友在开始的时候练习太极手指环功，等到症状消失一些的时候，开始练习手指舞蹈，接着练习小燕子飞的动作，在后期配合着生姜洗手。不同的时期，根据手腕恢复的程度，采用不同的方法，做到因病制宜，最后彻底根除了鼠标手。她后来给我发电邮，很高兴地说自己终于可以把握自己的手了，我也为这个姑娘高兴。人都说人生需要自己把握，而身体更需要自己把握，没有好的身体，哪来的健康美好人生啊！工作虽然重要，但更要保护好自己的身体，即使再忙，也要抽空休息。

　　最后我再告诫下现在那些很忙很忙的年轻人们，工作中尽量采用人体工程学办公用具，电脑桌上的键盘和鼠标的高度，最好低于坐着时的肘部高度，这样有利于减少操作电脑时对腰背、颈部肌肉和手肌腱鞘等部位的损伤。使用鼠标时，手臂不要悬空，以减轻手腕的压力，移动鼠标时不要用腕力而尽量靠臂力做，减少手腕受力。

手指环功

功效： 缓解手腕酸痛、麻木、防治腕管综合症。

关键点： 注意往两侧分时逐步使劲，往内收时逐步放松。

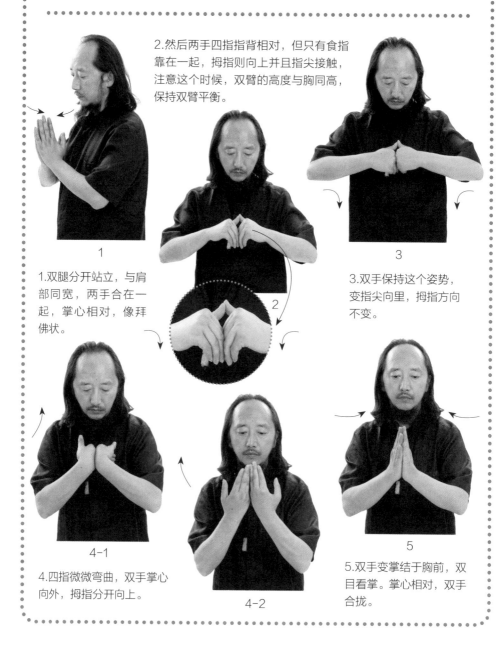

2.然后两手四指指背相对，但只有食指靠在一起，拇指则向上并且指尖接触，注意这个时候，双臂的高度与胸同高，保持双臂平衡。

1

1.双腿分开站立，与肩部同宽，两手合在一起，掌心相对，像拜佛状。

2

3

3.双手保持这个姿势，变指尖向里，拇指方向不变。

4-1

4.四指微微弯曲，双手掌心向外，拇指分开向上。

4-2

5

5.双手变掌结于胸前，双目看掌。掌心相对，双手合拢。

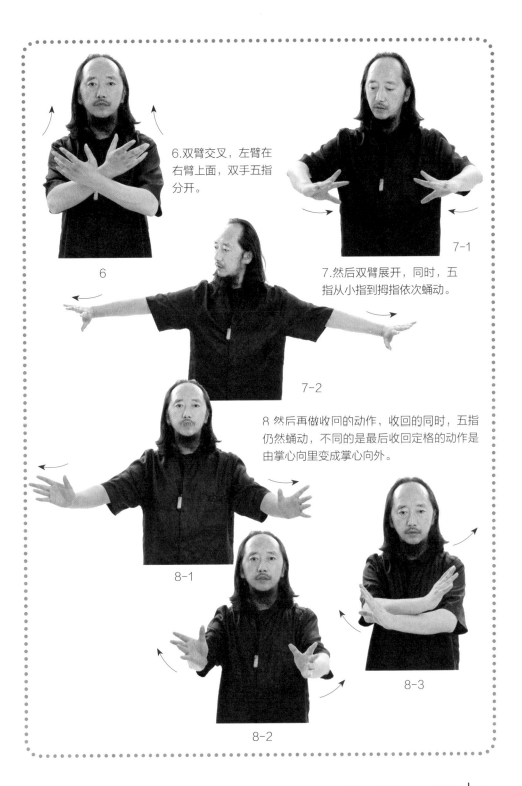

6.双臂交叉，左臂在右臂上面，双手五指分开。

6

7-1

7.然后双臂展开，同时，五指从小指到拇指依次蠕动。

7-2

8 然后再做收回的动作，收回的同时，五指仍然蠕动，不同的是最后收回定格的动作是由掌心向里变成掌心向外。

8-1

8-2

8-3

女人，不要让自己心慌慌

· 高压力导致心悸症

我曾经收到一封电邮，来自一位女性朋友。她在邮件里说她这半年来一直感觉到自己的心跳加快，同时总感觉呼吸不畅，坐电梯的时候这种感觉更强烈，上班的时候也会突然怦怦的心跳，晚上睡觉的时间甚至会听到自己的心跳。

我们都知道，人的身体在正常情况下，如果不是用手按住心脏的部位或者用听诊器是感受不到心跳的，更别说听到心跳，除了在人情绪特别激动或者受了很大刺激的时候才能感觉到。从这个姑娘的信里得知，她从事公司行政主管一职，每天既要完成上司指派的事情，又要处理公司的各种杂事，整天神经都绷得紧紧的。既要迅速地完成上司的交代任务，又要不得罪其他员工，她在信中透露自己夹在中间非常苦恼，然而更令她苦恼的就是她总是一不小心就"怦然心动"。

也许有的人会认为这个姑娘小题大做，认为能够感受到自己的心跳是很正常的事情。其实不然，她的症状表明，她患得是心悸。心悸是指患者自觉心中悸动，并且这种感觉无法自主，患者通常会有自觉心跳、心慌，伴有胸闷不适感等感觉。一般患有这种病的人，都和情绪有很大的关系，如果一个人经常处于精神紧张的高压状态下，很可能会患上心悸。很多人会忽视心悸，特别是有慢性心律失常的人，其实这个姑娘的担心不无道理。因为不能面对面地进行诊治，我建议她先去医院做个彻底的检查，然后再告诉我，这样我才可以对症缓解。姑娘在做了检查之后，很兴奋地告诉我，她得的真的是心悸，对我没见到她就能知道她得的是什么病感到非常的震惊。我接触到的各类朋友很多，以前也见过这种情况，结合她的描述，我自然就知道了。

因为她不在四川，我只能发给她一些我的课件和一整套青城太极的练习录像，但毕竟有些慢，为了让她能够尽快消除心慌慌的症状，我就教给她一个小妙招。这个方法简单易学，就是青城太极拳里的坐功与睡功，大家可参考前面所讲的进行练习。

大概过了半个月之后，她又发电邮给我，信中说她晚上已经听不到自己的心跳声了，这些天睡眠质量越来越好，人也看着精神多了，工作起来也得心应手，同事也都夸她气色变好了。

我回信鼓励她一定要坚持下去，千万不能半途而废，否则最后吃亏的是自己，要想根治，就要坚持，还要对自己有信心。

多年的经验总结，习练青城太极坐功和睡功对压力大、身体不平衡所引起的身体不适及睡眠障碍有显著的改善效果。

· 做好饮食调养和情绪控制

这次回信，我根据她的情况，附给她一个食疗的方法，这个法子有助于加速缓解她的心悸，就是**莲子汤**。我们经常在电视里听到莲子汤，皇帝心烦了喝莲子汤，谁晕倒了，喝莲子汤。莲子汤真的有那么神奇吗？回答是肯定的。《本草备要》里有记载，莲子能"清心除烦"，《本草纲目》则称其能"交心肾，固精气，强筋骨，补虚损"，可见莲子的作用甚大。莲子汤的做法很简单，但过程却要细心。取莲子适量，皮和芯都要去掉，淘洗干净，就可以放锅里煮了，煮熟后就可以饮用了。食用莲子有补心、益肾、补脾的功效。

另外，我还要教朋友们一个方法，虽然方法不一样，但效果都是一样的，就是**甘麦大枣汤**，但这个方子必须要根据医生的指导服用。

取甘草9克、小麦9～15克、大枣10枚。甘草洗净，切片，连同小麦、大枣放入锅中，加清水煮沸约20分钟即成。食用时捡去甘草，分二次温服。它主要的作用是养心安神，补脾益气，尤其对女性朋友的身体特别有益。因为女性脏阴不足，致患脏燥，精神恍惚，情绪失控就会哭泣，不能自主，频频打哈欠，神情恍惚，给人感觉特别不精神。一般女性到了更年期的时候会出现这种症状，神经衰弱的人群也易患上此病，严重者言行举止都会异于常人，这些都因肾阴不足所致。

　　患有心悸的人要注意调节情绪，防止喜怒哀乐等情绪过度，注意休息。少吃动物脂肪性食物、咸辣的食物，多吃清淡、容易消化的食物。不喝酒，不抽烟。加强锻炼，多散步，可以打太极、练体操。但是如果情况严重了，要积极配合缓解症状，防止恶化。我们对自己的身体一定要爱护有加，对自己的身体负责，也就是对自己的人生负责。

　　上述这位女性，通过研究太极，慢慢调整好了自己的身体和心态，现在早已恢复了健康的身体，并且通过对太极的练习和深入探索，对自己的人生有了新的看法。练习太极，不仅改变了自己的身体，更让自己的人生增添了一份从容。

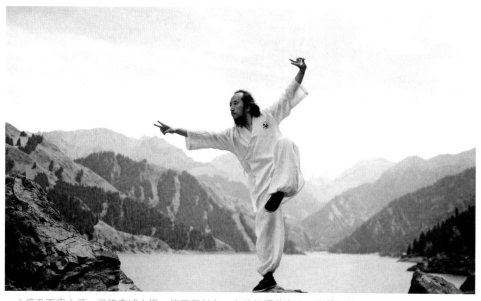

• 心病乃百病之源，习练青城太极，使正气长存，自然能调节身心、扫除烦恼

站一站，手脚冰凉一扫光

· 最常见的难题——手脚冰冷

在2012年11月的时候，我和另外37名太极爱好者登陆南极大陆中心地带天堂湾，摆下太极阵，共练青城太极，刷新了此前30人在南极集体打太极的世界纪录。此次南极之行分别从中国北京、上海两地启程，来自中国、美国、柬埔寨等国的200余名企业家、艺术家、探险家参加了此次活动，于12月5日返回出发地。

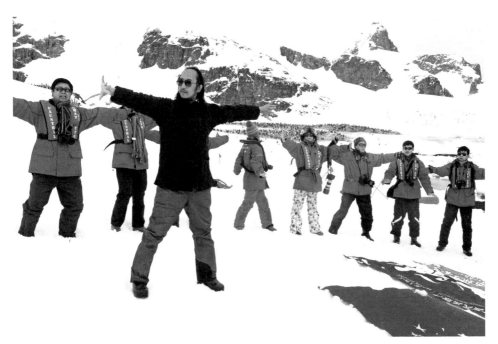

· 登陆南极洲半岛库佛维尔岛打太极

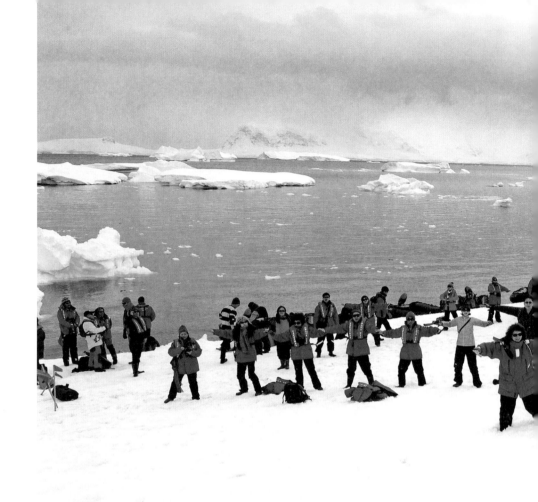

· 在南极洲库佛维尔岛练太极

　　这次去南极，身体素质是最关键的，像我们练太极者，身体明显就要比其他人好一些，我印象最深刻的是乘船渡过德雷克海峡时那巨大的海浪。浪太大，就容易晕船，我就教同行的人打太极，结果回去的时候，大家打着太极，就没怎么注意晕船的事了。在颠簸的海面上打太极，需要十分注意保持平衡，这样注意力就放在了脚上，就不会晕船了。我还造访了中国长城科考站，并向科考站工作人员传授了青城太极，据他们说，因为长期在南极工作，对身体的要求很高。我将整套青城太极的教习视频传给了科考站的工作人员，希望他们在空闲时打打太极，强身健体。在寒冷的南极，练习太极对工作人员的身体肯定是有帮助的，尤其是对抵御南极特殊的寒冷有很大的帮助。

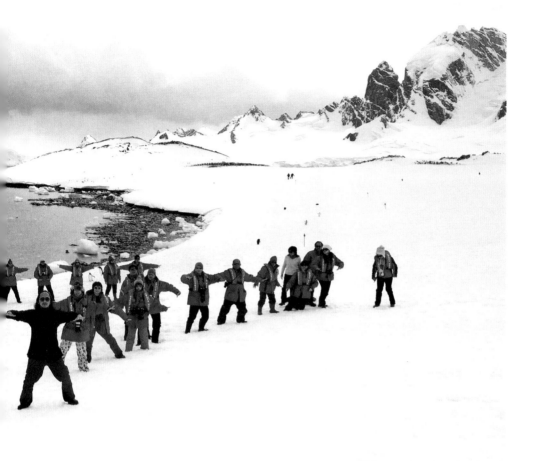

在金庸的大作《神雕侠侣》中，有这样一段描写绝世美女小龙女的文字。

"杨过抬起头来，只见一只白玉般的纤手掀开帷幕，一个少女走了进来。那少女披着一袭薄薄的白色布衣，犹似身在烟中雾里，看来约莫十六七岁年纪，除一头黑发之外，全身雪白，面容秀美绝俗，只肌肤间少了血色，显得苍白异常。"

仅仅几句话，却让很多人迷恋上了这个天仙一样的女人。在这里，我又开始焚琴煮鹤了，在我看来，这个小龙女是个病美人。肌肤少血色，苍白，可能是天生的白皙，但更多的是因为她经常生活在古墓这种阴暗潮湿的地方，阳气虚弱导致的。

中国人追求阴柔之美，但不能以牺牲身体为代价，人的身体必须保持一定的温度，也就是中医中所讲的阳气了。我们知道，万物生长，离不开阳光的温煦，而我们身体里的阳气就像太阳一样，温暖人体、维持体温、提升脏腑机能活动的能量。我敢肯定，小龙女肯定是"冰肌玉骨"的冷美人。

时下有很多女性朋友，既没有住阴暗潮湿的地方，也没练玉女神功，却总会感到手脚凉，出冷汗。冬、春季时脚趾、膝盖、肩膀、手指等部位特别容易凉，有时候指尖、脚趾甚至会冰冷刺骨。

原因有很多。我们知道五脏中的阳气又以脾阳与肾阳最为紧要。往往脾阳不足而导致肾阳不足，肾阳不足而影响脾阳不足，最容易出现手足冰冷、身体怕冷怕风、倦怠乏力的现象。

还有的女性，特别是有些肥胖的女性，手脚也经常会发冷。肥胖者脂肪多，热量也多，为什么也会有这种症状呢？很简单，因为减肥的缘故。近年来，各种减肥茶被炒得很热，也给一些想变苗条的女性朋友提供了捷径——尽量不用运动就可以让自己瘦下来，而减肥茶无非就是润肠通便排毒的苦寒药罢了。苦寒药吃多了会损害阳气，导致脾阳不足。

· 三面出招暖身健体

要对付手脚冰冷，大家可以练习青城太极的**站六式起式**（见182页详解）。如果一些朋友有空闲的时间，除了加强身体锻炼之外，还可以用食疗的方法，推荐食谱**黄芪蒸鸡**。嫩母鸡一只，炙黄芪30克，食盐1.5克，绍酒15克，葱、姜各10克，清汤500克，胡椒粉2克。这个食疗方的功效主要是益气升阳、养血补虚。对脾虚食少、乏力、气虚自汗、易感冒的女性朋友很管用。但一定要循序渐进，不能为了追求效果，急功近利，一下子吃很多，一定要按照自己的症状斟酌用量。

我还有一个更偷懒的方法，即便是开会、坐车、坐在办公室中，也不会影响到工作和其他人——**揉按百会、膻中、丹田、手三里、足三里、三阴交这几个穴位**。每个穴位分别按摩几分钟，不但可以改善手脚冰凉的问题，还会让女性气色看起来红润有光泽。

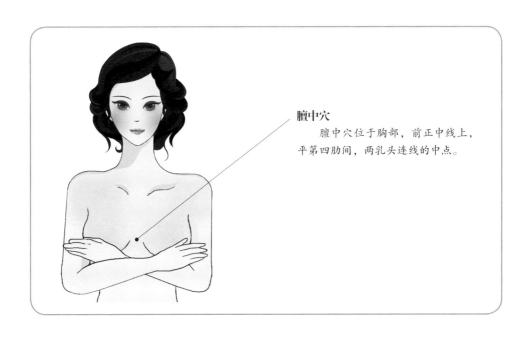

膻中穴

　　膻中穴位于胸部，前正中线上，平第四肋间，两乳头连线的中点。

　　当然，并不是所有手脚冰凉的人都是因为脾阳虚所致，因此，我建议大家最好定期去医院进行体检。身体健康，就继续保持锻炼预防疾病；身体出现问题了就对症缓解。一辈子，也就3万天，一定得好好对待自己的身体。

抚慰情绪，缓解紧张性头痛

·身心和谐，远离头痛困扰

　　曾经有一个瑞士籍老太太，在瑞士国家武术队总教练朱少帆老师的带领下，与瑞士中国武术学院学生一起问道青城。有天下午，她的头突然出现剧痛，大家都建议她去医院，我说让她跟着我打坐，若不行再去医院。结果10分钟后，她的头痛就消失了，在场的人都觉得青城太极非常神奇。其实学会一些道家养生的小法门，就会减少与医院亲密接触的机会。

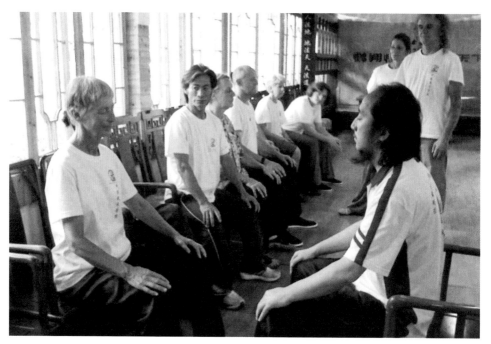

·瑞士中国武术学院学生学习青城养生

其实，很多时候，人们头疼多半是因为心理压力增大，焦虑、抑郁等精神因素导致的。当然，因为紧张或者服用药物不当，也会引起头疼。中医认为，头疼是由于外感与内伤，致使脉络细急或失养导致的。

我的学生中，从事各种行业的人都有。他们有的之前互相不认识，生活在不同的环境中，但是因为太极的原因，成为同门。根据我多年来的了解得知，不同年龄、从事不同职业的人，会有不一样的病因。

其中一个叫小赵的女孩子，是位IT人士，在一家网游公司上班，经常要加班熬夜，有时候甚至要通宵，神经一直处于紧绷状态，情绪经常大起大落。在这个公司做了差不多一年的时候，小赵觉得自己的脾气越来越坏，直到有一天，正在上班的时候，小赵突然感到头特别疼，吃了药，也请假休息了几天，得到的只是短暂的缓解，过一段时间后又复发了。小赵这才意识到问题的严重性，之前她对自己的身体从来没这么紧张过，去了医院之后，根据医生的检查，她被诊断为紧张性头疼。医生建议她休息一段时间，要真正地放松。小赵很纳闷，就向医生请教怎么才能真正地放松，医生说：你最好去打太极吧。

于是，小赵就成为我的学生了。

她刚来练习太极的时候，把自己身体出现的状况向我说了一遍。小赵虽然年纪不大，平时身体也没出现什么状况，但是因为工作实在太忙，压力又大，女性本来身体素质就比男性稍差，经常熬夜加班自然就会扛不住，表现在病理上就是头疼了。头疼还只是身体给我们的警告，如若不及时缓解养护，就会牵一发而动全身，止疼药虽然有镇痛效果，但久服伤身，而练习太极则能保健身体。小赵从太极基本功开始练，在学了一段时间之后，她自觉头疼症状略微减轻，心也静了很多。随着练习次数的增加，她头痛的症状大大得到了改善。练习时间长了，她自己都摸到了小窍门，有一天发电邮告诉我她现在在办公室的椅子上都可以缓解自己的头疼了。

养生功坐功（见178页详解）前面已有详解，可缓解头痛。太极拳是一种静中有动、令人放松的运动，能够让人的身心达到最和谐的状态，一招一式如同风一样看似动静不大，其实变幻莫测。练习太极拳可以提高练习者全身各系统器官的机能，增强体质，达到有病治病、无病健身防病的作用，这也是太极拳能缓解精神过度紧张和压力引起的紧张性头痛的主要原因。

很久以前，就有研究太极的科学人员进行了专门的调查：研究人员组织紧张性头痛患者进行为期15周的太极拳练习，经过一段时间同一水平的练习之后，这些患者的头痛症状都不同程度地得到了改善。

不过，我得提醒下大家，想要真正地学会太极，必须心静且注意力集中，不能只摆空架子学招式。有的人学了太极身体状况能得到很大的改善，而有的人却没有改变，关键就在此。练习时，从眼神到四肢都要照顾到，动作要非常和谐地连贯在一起，因此练习太极的人必须要有很好的平衡能力和变化能力。很多练习太极的人都会感到在练习的过程中，不论是身体还是心灵，都得到了很好的锻炼。

·除头痛教你简易身边招

配合太极拳进行头痛缓解，还有另外一个方法。把大蒜去皮，捣成蒜汁，顺着鼻梁骨均匀涂在两侧，注意保护眼睛，勿让蒜汁流入眼内。当有眼泪流出的时候，疼痛就会缓解。

女性朋友总觉得大蒜最难吃，吃后口腔中的味道还让人无法忍受。其实，大蒜除了能够调味之外，还有其他更强大的功能。大蒜性辛温，能够解毒杀虫，《名医别录》中说，大蒜能"散痈肿魇疮，除风邪，杀毒气"。古代波斯人很早就发现大蒜可以加速血液循环。如果有哪位朋友也有相同的症状，不妨试试这个方法，材料随处都有，简单而且容易操作，比吃头痛药要省事多了，何乐而不为呢？

另外，还有一个方法，我也教给大家：取一两花椒，水煎后取汁洗发。花椒味辛，性温，归脾、胃、肾经，主治温中止痛，杀虫止痒。《本草纲目》称其是纯阳之物，能散寒除湿，缓解风寒。

除了打太极和外敷，按摩穴位治疼痛，也不失为一个好方法。按摩可以改善头颈部血液循环，并通过经络气血的调节作用起到通络止痛的作用，对于年纪轻的患者效果最好。在这里，介绍一套简便有效的自我按摩手法，大家可以在办公之余或临睡前进行自我缓解。按摩印堂穴、攒竹穴、太阳穴、百会穴、风池穴、天柱穴、曲池穴和合谷穴，各1分钟。

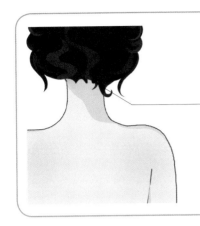

天柱穴

位于后头骨正下方凹处，也就是颈脖子处有一块突起的肌肉（斜方肌），此肌肉外侧凹处，后发际正中旁开约2厘米即是此穴。

患有紧张性头疼的患者一定要懂得放松心情，给自己减压。无论是生活压力还是工作压力，都很容易导致紧张性头疼，保持心情愉快是防病治病的根本。日常多泡泡热水澡，听舒缓的音乐，多做运动放松肌肉，学会自我调节情志，比如做深慢呼吸。适当减少低头工作的时间，一般每工作30分钟，就得站起来活动片刻，伸伸懒腰、耸耸肩，放松下自己的肩膀。晚上睡觉的时候，要注意睡眠姿势，枕头不宜太高。

动静结合，缓解胃炎妙法

·太极揉腹功治慢性胃炎

现在有些女性，为了追求美丽，毫不吝惜地对自己的身体下手，不是用地狱式的减肥法使自己变苗条，就是花大笔的钱整容，这样看起来是让自己变得更好，其实是对自己身体的摧残。以前武侠片中的易容术，大家都觉得很不可思议，但是现在人先进到真的能够做到改头换面了，但我个人认为纯粹求美式的整容毫无意义且对自身伤害极大。

我认识的一位陈女士，大概三十岁左右。其实我认为她的身形已经很匀称了，但是她依然不满意。她说她老公喜欢身材好的女性，但是自从她生完孩子后，身材没有之前那么好了，感觉到老公对她有些冷淡。为了减肥，她减少了一日三餐的饭量，早晨一杯豆浆和两片馍片，晚上饿得吐酸水，有时候实在饿得不行，就忍不住大吃了，如此反反复复，持续了几个月，肉没减下去几斤，肌肉倒是松弛了不少。最近她吃饭量越来越少，还泛酸呕吐，怀疑自己又怀孕了，去医院检查后医生告诉她，她不是怀孕了，而是得了胃炎。

慢性胃炎是指由不同病因引起的胃黏膜慢性炎症，生活中十分常见。一般来说，如果经常吃对胃黏膜有刺激的食物，比如喝酒、喝咖啡、吃辛辣油腻的食物，或者爱抽烟、遭受大喜大悲之事的人，都容易患上慢性胃炎。除此之外，急性胃炎如果不根治，会转化为慢性胃炎。在出现最初症状的时候，症状不是很明显，不容易引不起大家的注意，只是不定时地出现消化不良的症状，如上腹隐痛、饭后饱胀、反酸等。常反复发作，出现无规律性腹痛、间歇性隐痛或钝痛，严重者会有剧烈绞痛并伴随恶心、呕吐、腹胀等。如果长期这样而不去缓解、保养，必然会使身体垮下去，甚至阻碍生长发育，更严重的会导致胃黏膜糜烂出血，患者就会出现吐血、大便变黑等可怕症状。

陈女士非常后悔，她对我说，肥没有减下去，胃倒是惨了。

我告诉她：你怎么不去学太极啊，如果能够练得好，不但能消除胃炎，还能让你保持好身材。

她瞪大眼睛：太极真的有那么神奇吗？

我笑着回答她：试试就知道了。

我一点儿也不惊奇陈女士的疑惑，很多人在刚开始接触太极的时候，都有这种怀疑，尤其是女性。但是在练习了一段时间之后，她们就打消了自己的疑虑。

练习太极是一个循序渐进的过程，从最初的基本功到后来的各种招式，当然还要有恒心和静心。有人问，总说太极对身体好，但我们想知道得具体些，比如说练习哪个动作对某种疾病有好处，针对性强了，练习起来目的性就更强。这个问题问得很好，其实我写这本书的目的就是要回答这个问题。

非急性胃炎和腹部肥胖者，可以多多练习**太极揉腹功**。顺时针揉腹部，左右各揉18次，胃痛腹胀就会缓解。只是吃饭前后半小时不能做，睡前做不能用力过猛，其他时间都可以，都有效。

其实太极并不像很多人说得那么神秘，只要练习了，就会觉得它既简单又实用，太极拳的动作轻柔灵动，没有特定时间的限制，在任何地点都可以练习，所以很受大众的欢迎。其特点是刚柔相济、动中求静、连贯性强；呼吸自然平稳，精神高度集中，形意一致。身体通过轻松柔和的运动，经络舒畅，新陈代谢旺盛，体质、功能得到增强，对多种慢性病都有一定预防和缓解作用，比如慢性胃炎。

·生活入手，防胃炎找上门

我再介绍一个按摩的方法，同样可以缓解胃炎。**按摩中脘**能调理中气、健脾利湿、和胃降逆、疏肝宁神，能缓解胃痛、腹胀、呃逆、呕吐、反胃吞酸、消化不良及急慢性胃炎等症。**按揉两侧足三里**不仅能理脾胃、调中气、和肠消滞、疏风化湿，缓解胃痛、腹痛、急慢性胃肠炎等疾病，且有扶正培元、祛邪防病、强身健体之功效。

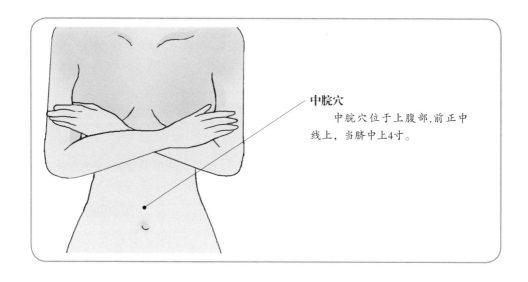

中脘穴
中脘穴位于上腹部,前正中线上,当脐中上4寸。

在最初的一个月,陈女士的胃已经得到了改善,她越来越喜欢练习太极,她告诉我,自己吃完东西不难受了,胃口也好了。我告诫爱美的女士,不要因为一些人的偏见喜好就自残,我们的身体是自己的,爱护自己的身体是我们毕生的责任。

现在的女性确实很不容易,上完学,要工作,和男人承受的压力其实差不多,女性相对于男士来说,单单从身体的先天素质上就处于弱势了。我还认识一位女性,才23岁,毕业之后就离开了家乡,一年才回家一次。现在的工作很忙,竞争也非常激烈,她的神经一天到晚都很紧张,租屋又离公司很远,所以一天到晚根本没时间做饭,基本都是吃盒饭,甚至早饭总是忘记了吃,只有饿的时候才会随便往肚里填些东西。

这样时间长了,也会患上慢性胃炎。通常而言,像这样的现代年轻白领都没有规律的饮食习惯,咖啡甚至酒品饮料几乎是日常饮品,有的为了缓解压力可能还会抽烟,因为抽烟可以放松、提神。

我告诫女性朋友们,一个人的时候,更要爱护自己,父母不在身边,更要照顾好自己。工作好,身体也要好,不能迁就自己,也不要对自己过分苛刻,该放松的时候就要放松,累了就请假歇歇。做事有计划,避免经常加班熬夜、忘记吃饭。爱生活,更要爱自己的身体。

神奇，太极还能治牙痛

· "青龙搅海"根治牙痛

如果我说练习太极拳能缓解牙痛，肯定很多人会不相信。

太极的确能缓解牙疼，当然不会有止痛药的效果那么快、那么明显，但太极有根治的作用。有人会问，一个牙疼而已，只要不疼就可以了，有什么根治不根治之说，但是别忘了凡事都是有一定原因的，而所有的缓解都必须根据病因才能彻底的消除病痛。牙痛是口腔疾病的常见症状，并不是什么大病，但是却总能给人带来烦恼，甚至影响工作和生活，让人心烦。

如果能很好地把太极和饮食以及按摩相结合，会让牙痛的痛苦减到最低，这点我的学生张迪最能体会到，但是他最初拜师的目的并不是因为牙痛。

张迪不是四川人，老家是山东的，是个大学生，在某医科大学读医学。我之前也是学医的，所以看到学医的人会感到格外亲切，他找我拜师，纯粹是因为喜欢太极，因为我和他的体育老师认识，于是慕名而来。我和张迪第一次见面的时候，我很奇怪这个小伙子怎么长成这样？眉头皱着，眼睛耷拉着，右边的腮帮子比左边的大很多，和山东大汉的威武形象根本不相符。他张口跟我说话的时候也口齿不清晰，还是在他同伴的叙述之后我才知道为什么张迪成了这样子。张迪现在是大三的学生，他刚来四川不久，就经常牙痛，还总出痘痘，他感觉到可能跟四川的饮食有关，但并没有特别在意，因为是学医的，自己懂，就经常从校医室拿些止痛的药，水都不喝，直接把药吞下。吃药后，牙齿倒是很快就不疼了，但是隔不了一段时间，就又开始了。如此反复，时间长了，止痛片吃多了，就有了耐药性，不管用了，于是脸肿得像山东大馒头一样。

其实造成牙痛的原因很多，有的是因为饮食，有的是因为压力大导致的神经紧张。

中医学普遍认为，大肠、胃腑积热容易上火，火邪循着经脉上炎而引发牙痛。如果饮食上再不注意，口齿不洁，垢秽蚀齿，牙齿就会更疼痛。男孩子都比较懒，还爱抽烟，时常不洗漱就睡觉，很容易使口腔内部滋生细菌，牙痛也难免。但是大家都知道，牙痛的时候吃饭吃不下，睡觉睡不着，无怪乎大家常说：牙痛不是病，疼起来真要命。

我建议张迪经常做**青龙搅海，即吞津**。做时注意头颈正直，舌顶上腭，沉肩坠肘，松腰。双脚并立，双目微闭或微睁。用舌头在口腔顺逆时针搅动18次，让唾液灌满口腔，分三口往下咽，直接到丹田。吞咽唾液时一定要慢。

前面我已经提过，太极缓解牙痛，是为了避免反复发作，要想彻底根除牙痛的痛苦，就得从根源开始，并且还要有恒心。如果配合饮食改善和一些特殊的缓解方法，那么牙痛就不会再来了。

·超见效的花椒粉和苦瓜水

鉴于这种情况，我向张迪推荐了两个简单的方子，**在牙疼的地方敷花椒粉或者喝苦瓜水**。花椒粉可以敷在痛牙的地方；苦瓜水则是用榨汁机把苦瓜榨成水，搅拌适量的白糖，调制均匀后放一段时间，滤液后冷服，连服3次。苦瓜性苦、寒，有清热祛暑的作用。

这两种方法，张迪比较喜欢花椒粉敷牙，因为更简单、更直接，用他的话，把花椒粉放上去，能感受到花椒滋滋响杀菌的声音，比较畅快。用这个方法，当天牙痛就不那么厉害了，只是隔一段时间疼一下，晚上睡了一觉醒来后，脸也消肿了一些。

除此之外，我还有一些按摩的方法。这些方法比较考验耐性，更适合女性朋友一些。

指掐合谷穴。用拇指指尖，按于对侧合谷穴，其余四指置于掌心。很适合于牙疼，适当用力由轻渐重掐压1分钟。可以疏风解表，活络镇痛。

揉按面颊部。面部按摩时，力道可逐渐加重至有酸胀感窜至痛处为佳，以按摩患侧面部为主。可活络散寒，缓痉止痛。肢体按摩可取双侧穴位。

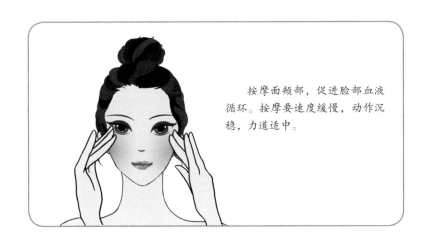

按摩面颊部，促进脸部血液循环。按摩要速度缓慢，动作沉稳，力道适中。

　　在按摩的时候，不一定非要把我说的穴位全部都按摩完，可以比较下，挑个自己觉得最有效最直接的方法，真正做到人常说的手到病自除。

　　像张迪这样的情况很多年轻人都会遇到，不注意饮食，牙痛了才去缓解，或者牙痛总是反复出现。俗话说：病从口入，平时应该注意饮食，养成良好的生活习惯，注意口腔卫生。体质不行，就别乱吃辣的，多喝绿豆汤，多吃苦瓜、丝瓜、西瓜、梨等清胃火以及清肝火的食物。衣服被褥经常拿出来洗晒，尤其是在潮热的环境中生活的时候。

提升精气神，提高抵抗力

· 大调息呼吸法提升正气

经常看到很多美容书上写道：只有懒女人，没有丑女人。我还曾经在微博上看到一幅画，不禁哑然失笑。第一幅画是美女在街上精神抖擞、花枝招展。第二幅是在家里，披头散发，邋遢至极。在这里，我也想说一句话，但和丑美无关：只有懒女人，没有不健康的女人。

形容一位女性好看了，经常会夸这个人气色真好，状态不错。这个"气色"就离不开脾气，脾胃居身体中央，又称中气。若是一个人脾气不足，那么说话往往低声细语的，性格不是很开朗。

生活中，会看到一些女子非常地悲观，不爱说话，说起话来也是有气无力的，对工作没什么兴趣，一天都不见她动几步，能坐着绝不站着，能躺着绝不坐着，能坐车绝不走路，能乘电梯绝不爬楼梯。这种现象，其实并不是懒，而是因为不健康所导致的脾气虚。

脾气虚是怎么造成的？从后天因素来说，主要就是饮食不节和劳逸失度。我们知道气是推动心血循环往复的原动力，一刻都不能停下来的，但是过度劳累就会使气的消耗超过人体的恢复能力，所以古人说"劳倦伤脾"。

脾气主升，是催发人正能量的，倘若脾气虚了，就会没精神、没心情去做事，就像是没了气的气球，整个瘪了。有时候判断一个人是否有恒心、成绩如何，不能够单单看他是否有能力了，还要看他是不是脾虚。因为脾气一虚，就算是准备干点事，往往也很难坚持下来，缺乏一股干劲儿。

既然劳累伤气，那么我就躺着一动不动行不行？也不行。其实我们自己也有经验，躺久了，更是感觉浑身乏力。因为气是运动的，你一躺下，气的运行就减慢了，脾胃功能就会变得不灵快，肌肉就会萎缩，皮肤变得松弛。中医所说的"久卧伤气，久坐伤肉"，说的就是这个理。因此，对气的调理，要劳逸结合，张弛有度。

脾气虚的人应该怎么调理呢？我推荐青城太极**大调息式呼吸和逆腹式呼吸**。逆腹式呼吸方法参考前文所提，下面我重点讲一下大调息式呼吸法。

大调息式呼吸法

功效：补气，治疗脾虚。

关键点：注意，双手从两侧往上时吸气，挺胸收腹，与口平时吐气，念"呵"字。松胸实腹，腹部起伏可超过四指宽，可做7～21次。

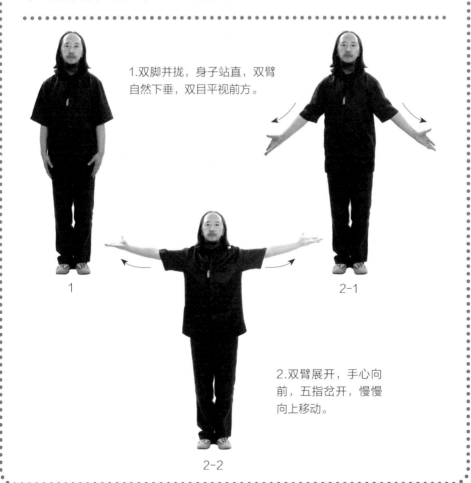

1.双脚并拢，身子站直，双臂自然下垂，双目平视前方。

1

2-1

2.双臂展开，手心向前，五指岔开，慢慢向上移动。

2-2

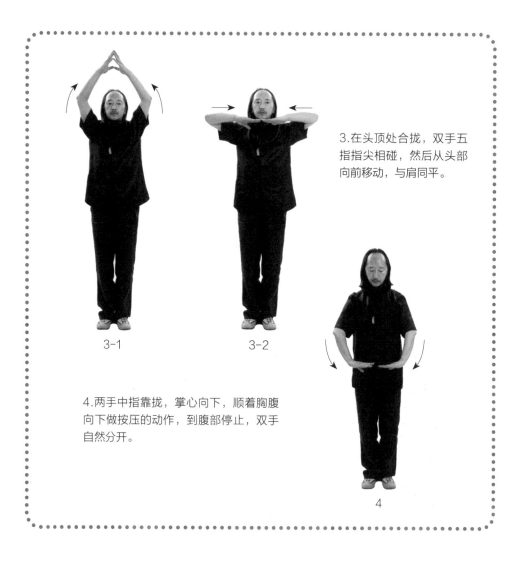

3.在头顶处合拢，双手五指尖相碰，然后从头部向前移动，与肩同平。

3-1

3-2

4.两手中指靠拢，掌心向下，顺着胸腹向下做按压的动作，到腹部停止，双手自然分开。

4

·美味食疗补充脾动力

另外，饮食也是不能忽略的。《说文解字》中说："脾主信藏志，信生于土。""脾主信"，意思就是指脾的功能是有规律的，该吃饭的时间就吃饭，饭毕就会消化吸收。当然也不能一刻不停地吃饭，一刻也不让脾歇着，也是不对的。

为什么吃饭应该吃八分饱呢？最重要的原因是要给肚子留一点空间，这样才能让它动起来。吃得太多，把胃堵实了，它就动不了了。很多人认为，既然吃饭就要吃饱，其实，当我们感到饱的时候，就已经吃多了。

现在的女孩，很多都偏食，喜欢吃什么就拼命地吃，不喜欢吃的一口也不吃，爱吃麻辣烫、烧烤、火锅之类的，这些食物很多都偏辣、口味重，吃多了会影响脾胃的运化。"脾气通于口，脾和口能知五谷味。"脾的运化功能与食欲、口味等密切相关，如果脾的运化功能不正常，那么，人的口味就会有选择性，出现偏差，例如脾虚不能健运则口淡无味，就会偏嗜辛辣或甜食，更会引起脾气虚弱。这样，就形成了一种恶性循环。

因此，在饮食上，一定得多注意，多吃健脾的食物。我给大家推荐**陈皮山药粥**。取山药适量切片，和粳米一起煮，陈皮需要先用水洗净泡30分钟，剁成碎末状，等到粥快熬好的时候，把陈皮带水一起放入粥中，最后，根据自己的口味加入适量的调料，搅拌均匀。这样，一道美味又健脾的健脾餐就做成了。如果觉得单调，也可以在粥快熬好的时候，再添加一些新鲜的蔬菜，味道会更鲜美。山药健脾养胃，陈皮行气，目的就是让脾胃这个升降枢纽，有规律地动起来，这样，脾气才会旺盛起来。

很多人只知道大枣有补血养血的作用，却很少有人知道，大枣也具有健脾的作用。现在大枣的吃法很多，有的人做成江米糕，有的人和阿胶配着吃，有的人用大米和红枣一起熬粥，还有的人喜欢吃蒸的大枣。我推荐**蒸枣**，把大枣放锅里蒸，多蒸一会，大枣就从里到外熟透了。蒸熟的枣，不仅更加好吃，糖的转化还非常得充分。

怎么了？没生病也浑身无力

· 重视身体发出的警告

朋友圈内，可能总有个比较懒的人，只要有聚会，他就会推辞，推辞的原因非常不高明，每次都说累，说得多了，让其他朋友觉得这个人不厚道，或者生疏了，是借故找理由不去的。此时不要想当然地责怪朋友，他很可能是真的有心无力，为什么会这样呢？有些人，上班的时候累，下班的时候也累，心想可能缺觉，那就好好睡一觉吧。但是大清早起床后还会累，总觉得像熬了很多个夜，永远恢复不过来了。身体酸沉，浑身不舒服，但也说不清到底是哪里不舒服了，去医院检查，也查不出哪里出现毛病了，平时胃口也不好。所以这位朋友说太累不去参加聚会了，有可能是真累了。

一般的症状发生在中年人身上，但是随着社会环境的影响，越来越多20多岁的年轻人也普遍出现这种情况了。有调查显示，中国白领75%处于亚健康状态。

上次有个25岁的小姑娘，脸色很差，无精打采，情绪十分低落地问我："刘掌门，您觉得我像不像80岁的人呢？"说自己80岁太夸张了，但是她的身体状况确实比正常年轻人要差得多。

听这位姑娘说，她出现这种情况的时间不短了，大概已有一年。自从恋爱失败后，她心情一直不是很好，很少和人交流，把时间都给了工作。上班的时候，长吁短叹，后来发觉四肢经常酸疼，爱发热出汗。吃东西也越来越少，晚上睡不着觉，烦躁得很，还总拉肚子。吃得本来就少，再加上拉肚子，人就更瘦了，看着让人心疼。

估计很多人都会有同感，觉得自己也是这样：无力、一坐下来就浑身难受、爬两层楼梯就汗津津的。心里疑虑：自己是不是老了？其实这并不是未老先衰，只是身体在警告你，它很累了。

要说世界上最爱我们的就是自己的身体了，只要你轻微地碰伤它，它就会以产生疼痛来提醒我们。可是我们却不好好地心疼自己的身体：当你熬夜的时候，当你不吃早餐的时候，当你为了减肥忍受饥饿的时候，你有没有想过这样做带来的后果呢？我们感觉疲惫了，这是身体向我们发出的一个个警讯，提醒我们，如果再不注意，小毛病就会变成威胁健康的大病了。

·玫瑰茶助身体气机顺畅

青城太极的**大调息式呼吸法**（见127页详解）对这种无来由的浑身无力有很好的缓解作用。

也可采用按摩的方式缓解疲劳，可**按摩血海穴**，血海是十二经络足太阴脾经上的重要穴道之一。按揉每侧"血海穴"，可促进血液循环，活血化瘀，消除膝盖疼痛。经常**按摩足三里**，可增强人体免疫力，消除疲劳，恢复四肢无力，焕发青春活力。民间有"拍打足三里，胜吃老母鸡"的说法。**按揉三阴交穴**可消除肌肉紧张。**按摩涌泉穴**可减轻腿部疲劳、强筋壮骨。穴位按揉时一定要注意力度，太轻和太重都不行，以产生微微酸胀麻感为宜，两腿交替进行，每日2次，每次约3分钟。

大多数的疲倦都是由"郁"引发的，肝属木，性主升发。如果长期工作压力大，心有千千结，都会引起情志不舒。就像春天的植物，春天万物新生，一切都欣欣向荣，蓬勃生长，但是有些植物却因为在生长的过程中被其他物体阻碍了，就会生长得非常缓慢或者本来应该挺拔的却弯曲地生长了。如果人的身体失去了生发之门，就会像植物一样，生长缓慢，萎靡不振，对生活感到失望，看不清未来，天长日久，情志不舒，就会引发身体其他脏腑功能失调。所以一定要注意疏肝理气，此时配合吃些逍遥丸，使体内气机顺畅，身体自然就会恢复生气。

我还让那位姑娘平时多喝**洋参玫瑰花茶**，玫瑰花茶是很养女人的一种花茶。由西洋参5克、玫瑰花5克可组成，可以冲茶饮用。其中西洋参有益气养阴的作用，而玫瑰花香气走散，有疏肝理气的功效。

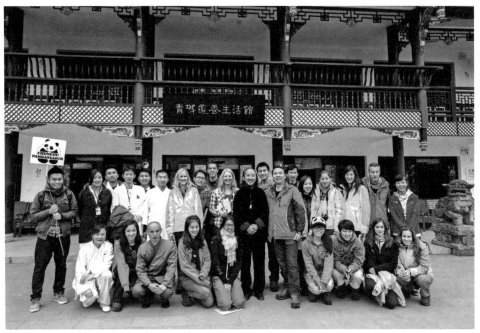

· 全球熊猫守护大使青城山学太极

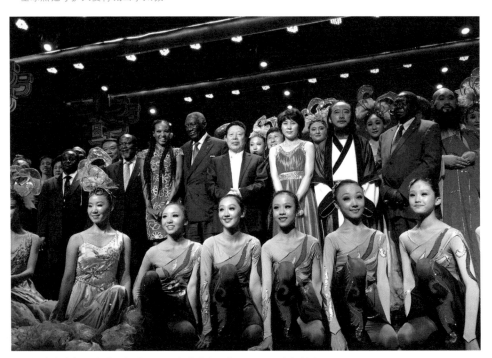

· 刘绥滨为参加"中非民间论坛"的中非十六国领导人展示太极养生

第**5**章

Chapter 5

特别调养
女人那些事儿

作为一个女性，时刻都要爱护自己，只有身体好了，生活才会真正地美好。除了饮食、按摩之外，太极练习也是少不了的。

女性根本，太极术保养卵巢

·卵巢关联着女性一生

最近得知一个不好的消息，我一位好友的妻子宫外孕，去医院检查，医生建议切除右边的输卵管，也就是受精卵着床发育的地方。我这位朋友多年忙于工作，对妻子也很好，但是因为聚少离多，多年来也没要孩子，好不容易打算要了，又出现了这种情况。这个大男人为此还流了眼泪。

这位朋友的妻子是个会计，平时虽然不是很忙，但挺费神费脑的，经常伏案工作。丈夫对自己很好，心中的幸福感不少，心里总记挂着在外的爱人，就忽略了自己。

他们两口子把这些归结于天意，我告诉他们，这不是天意，所谓的天意，皆有一定的原因。首先是两人聚少离多，二是朋友的妻子不怎么爱运动，过着朝九晚五的平淡生活。据我所知，她除了爱打麻将，没其他爱好。这样上班坐着，打麻将也是坐着，上班神经紧绷，打麻将的时候又因为输赢而计较，看似轻松自在，其实心情并不是很好。

据研究，女人的外在气色相当一部分由卵巢来决定。若是卵巢早衰，从表面就可以看出来，若是一位女性年纪不大，但是脸色不好，看着要比实际年龄大很多，不用问，这种女性平时肯定月经失调，有妇科问题，还可能存在身体变形、局部脂肪堆积、脾气喜怒无常、睡眠质量差、乏力忧虑等症状。

可见，卵巢的健康与否关联着女性的整个人生，保养好女性生命之本，还能帮助女性朋友平稳度过更年期。

引起卵巢疾病的原因很多，卵巢功能衰退的快慢程度因人而异。有的与遗传因素有关，有的与疾病有关，更重要的是与个人情绪相关。有的女人对年龄非常恐慌，而一些卖保养品的商家们也会危言耸听。女人们对"一旦过了25岁，就开始衰老"这些话简直尊为圣旨。但不要忘了，人只要一出生，就开始向死亡走去，不过人类把前一段过程定义为生长，所谓的生长，其实就是衰老的过程。所以，把心放宽些，不要被别人的言语吓住，要知道，女人的每个阶段都是美丽的。所以，不管处于哪个年龄阶段，女人一定要认可自己，保持乐观豁达的心情，以积极的态度来面对工作和生活，那样才能保持一份从容和优雅。

很多女性朋友知道多练习太极对女性卵巢有帮助，但是却不知道该怎么做。在这里，我就详细地给需要的朋友们介绍一个方法，就是将青城太极基本功**睡功与大调息式功**交替练习（见127页详解），这两个方法前面已经提过，可参考使用。上述朋友的妻子，在我和朋友的劝导下，已经开始进行积极的康复缓解了，朋友为此也向领导递了不再去外地工作的申请，在家陪着妻子，与妻子一起练习太极。

谁都不喜欢衰老的样子，但又无力回天，我们能做的，就是尽力延缓卵巢衰老的进程，保养好自己的卵巢，尤其是中年女性，有了科学的护养方法，要比吃激素好得多。只要用正确的方法，坚持下去，生活中多留心就可以保养卵巢了。

·聪明饮食调节女性身体

另外，在饮食方面也得注意，很多新鲜蔬果中所含的维生素C、维生素E以及胡萝卜素都是抗衰老的最佳营养素。胡萝卜素能保持人体组织或器官外层组织的健康，如果哪位女性朋友脸上总出痘痘，平时也可以多吃些胡萝卜，它里面富含的维生素C、维生素E能延缓细胞因氧化所产生的老化，能够延长皮肤的老化，让青春容颜持续得更加长久。因此，胡萝卜是我首推的蔬菜。

对于肉类，我选鱼、虾，因为这两种都含有比较丰富的蛋白质和钙等营养物质，比如章鱼、大黄鱼、对虾、基围虾、河虾、淡虾，如果料理得好，不失为美味大餐。虾的营养价值要高一些，富含蛋白质，还含有丰富的钾、碘、镁、磷等矿物质及维生素A、氨茶碱等成分，而且虾的肉质非常松软，入口即化，对消化也有很大帮助。

很多女性不爱吃豆类，其实豆类中脂肪含量低，还含有大量高品质的蛋白质、叶酸、纤维素、铁、镁及少量的钙，倘若每天坚持食用豆类食品，只需2周的时间，就可以减少体内脂肪含量，降低血液中胆固醇和甘油三脂水平，并且对血糖的稳定也非常有作用，同时还能提高身体的免疫力。所以，女性朋友可每天摄取一些豆类食物，如黄豆、黑豆、芸豆、红豆、豌豆等。在炖汤的时候，放入一些豆类，不但可令汤更加有营养价值，还会让汤饮用起来更鲜美。

现在，市场上也有一些号称保养卵巢的保健品，有的作用挺好但有的却是假的，真真假假，我们也难以分辨。女性朋友千万别被这些保健品糊弄了，这些都是要入口进胃的东西，不能随便乱吃，最好先咨询一下医生，如果确实需要，就在医生的指导下服用。另外，已经接近更年期或老年期的妇女还可以在医生的指导下，利用中西药物，根据自己的身体状况适当地补充雌激素。适量地补充一些雌激素对缺钙、骨质疏松以及更年期不适都有一定的改善作用。

不惧乳腺增生，太极来缓解

· 正视、重视乳房问题

前些日子，法国女性举行了一个解放乳房的活动，引起了全球妇女的关注，并且引发了不小的争论。从这些现象和话题中，我们可以看出女性自我意识逐渐提高，从被关怀到自我关怀，可见，女性朋友们对自己身体关爱的程度越来越高了，这是件值得欣慰的事情。

乳腺增生是女性最常见的乳房疾病，其发病率占乳腺疾病的首位，而且随着社会的发展，发病率也逐年上升，并且发病年龄也越来越低龄化，有的女性刚进入青春期就出现增生。据调查，70%～80%的女性都有不同程度的乳腺增生，发病年纪一般在25～45岁。可惜的是，虽然乳腺增生在女性中是一种比较普遍的常见病，但医学界至今也没有一种能够彻底缓解乳腺增生的好方案。

我的一位学生张璇，刚参加工作没几年。她说她在上高中的时候，就觉得乳房在经期前后有胀痛、肿胀的症状，但当时年纪小懂得也少，再加上高中紧张的学习气氛，她根本没把这些放在心上。

后来上了大学，学的是中医，自己学到乳痛的时候，觉得书里描述的、老师讲的症状和自己的情况一样，她才开始真正关心起自己的乳房来。睡觉的时候，按照书里所讲的检查方法，自我检查了一遍，当摸到左边上象限的时候，吓了她一跳，里面有个鹌鹑蛋大小的疙瘩，质地硬，边缘清晰，不固定，还好自己是学医的，知道这是良性的肿瘤，但她依然不放心，去医院做了检查，医生说她是乳腺纤维瘤伴乳腺增生。当时医生不建议她做手术，乳腺纤维瘤也没有根治的医学方法，摘除后反而容易复发，建议张璇用饮食、情绪调控、按摩、锻炼身体等方法进行调养。但张璇因为紧张，依然去做了乳腺纤维瘤的摘除手术，从此，她觉得自己的乳房高枕无忧了。但在毕业之后单位组织职工身体检查的时候，她居然再次被查出有乳腺增生伴乳腺纤维瘤。她这次听了医生的建议，采用保守调养缓解，但是却坚持不下来，饮食、锻炼等最多坚持一星期就被各种意外打乱，忙的时候，调养什么的更被忘到九霄云外了。

因为没有一个正视自己乳房问题的态度，导致很多女性朋友像张璇一样，认识不足、错误决定、拖延，甚至毁了自己的幸福人生。

我认为，乳腺增生的缓解方法除了调养，还是调养。如果把女性的乳房比喻成奇花的话，那么想要永远保持最好的状态，就要给予更多的关怀和细心的保护。中医认为，乳腺增生是因为情志不畅，肝气不能正常疏泻而气滞血瘀、冲任不调所致，患有乳腺增生的女性通常会有月经紊乱、痛经、面部有色斑、气色差、长吁短叹、情志不舒、胸闷气短等症状。

·全方位呵护乳房

张璇在朋友的介绍下，开始学习太极，先从太极的基本功开始。青城太极的基本功对保养乳房有很大的作用，其中，基本功**站功**（见176页详解）的作用尤为大。用这个功法每天可多练习几次，每次大约需要5分钟的时间。

张璇在练习过一段时间基本功之后，首先是心慢慢静了下来，气短胸闷的症状没有之前那么厉害了，我告诉她，不能停下来，一定要坚持。

太极基本功站功比较适合那些平时工作忙、没时间的女性，如果想更彻底地治愈乳腺增生，不妨再试试**太极站功六式**（见182页详解），不管是在办公室还是在家，都可以练习，并且不会影响到其他人。

当然，也可以通过按摩穴位的方法来缓解和保养乳房，在临睡前或者洗澡的时候，可以通过按摩穴位，来调节经络。**点揉天溪、屋翳、膺窗、乳根、中脘、天枢、气海、风池、肩井、少泽、合谷等穴**，通过对手少阳三焦经的调理缓解乳房症状。按《黄帝内经》的解释，三焦是调动运化人体元气的器官，它负责合理地分配使用全身的气血和能量，特别是对女性任脉、肝经有很好的调节作用，具有调节内分泌、调补气血、改善气血循环、软坚散结的特殊功效。

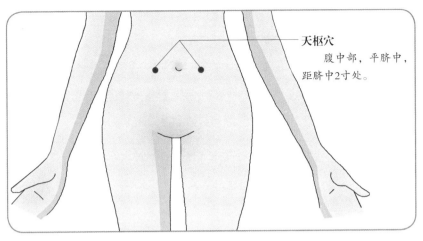

天枢穴

腹中部，平脐中，距脐中2寸处。

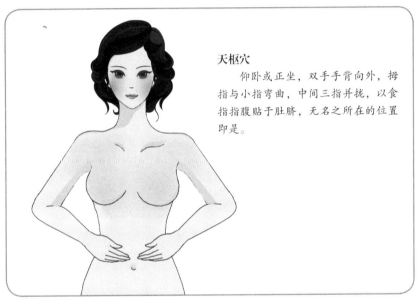

天枢穴

仰卧或正坐，双手手背向外，拇指与小指弯曲，中间三指并拢，以食指指腹贴于肚脐，无名之所在的位置即是。

　　还可通过食疗缓解病情，多吃蔬菜和水果，保持大便畅通，也能减少乳房胀痛。

　　另外，一定要保持心情开朗，遇到不顺心的事时，学会排遣，不能压抑自己的情绪。多看些美好的电视、电影，听听有正能量的音乐舒缓情怀，也可以看书以陶冶情操，不能钻牛角尖让自己走不出去。女性朋友们如果曾经或者正在承受乳腺增生的苦恼，只要按照我说的去做，肯定会调养好，还你们美丽的人生。

学会站功，月经如期而至

·运动和按摩调理月经

太极拳对腰部的煅炼非常多，对女性的生殖器官有按摩和保健的作用。中医里说，女性的病多半与经络中的任脉和冲脉有关，此外，还有一条经脉带脉对女性的身体影响也非常大。带脉所处的位置就是平时我们系腰带的地方，估计很少有人知道这个地方对女性健康至关重要。在太极中，以腰为轴的转动，对带脉、命门、两肾就是按摩的过程，经常练习太极拳，对女性的肾功能和生殖器官有很大的好处。中医认为，肾为生元之本，肾阴是全身之阴的首领，肾阳是全身之阳的首领，五脏中的阴气，都是靠肾阴所滋养的。五脏中的阳气，都是靠肾阳所发生的，只有这样，才能真正的"扶正固本"。

据我所知，在习练太极拳的女性中，我知道一位女性朋友，年纪大约有三十七八岁。她说她的月经时好时坏，有时候几个月才来一次，而且自己感觉腰酸腿酸，没有劲儿，稍微劳动一下就很累，头疼目眩，心烦意乱，睡眠质量非常不好，一点小动静就会把她惊醒。有时还怕冷，乳头有瘙痒的感觉，有时候有乳汁分泌，担心自己是不是更年期提前到了。其实这是肝肾不足、肝气郁结的证候。

中医认为"肾藏精"，对女性激素起到至关重要的作用，同时又认为"肝藏血"，而肾藏之精与肝藏之血是同源关系。中医认为，肝脏与女性月经有着非常紧密的关系，有"肝为女性的先天"之说，但是肝的疏泄对经血的排泄有着调节与控制作用。一些女性朋友，因为长期精神状态不好，不开心，特别容易烦躁易怒。这种不良的情绪，一方面会影响经血的产生，另一方面直接影响到经血的正常排泄，这样，就会导致月经异常甚至闭经。

这位女性朋友，平时就觉得腰疼，特别容易困乏，手脚冰凉，这些都是肝肾不足的表现，她还头疼心烦，晚上睡不着，还容易醒，这些也都是肝气郁结、情志不畅的表现。因此在缓解这种症状上，首先要先解其郁，兼清其热。

针对这种情况，除了在饮食上要注意之外，还可经常按摩天枢、关元、合谷、三阴交、肾俞等穴位，对闭经的缓解和康复也非常有效。

·站功六式为女性保驾护航

还有一种原因，也会引起月经不调，就是寒湿导致的闭经。寒湿闭经的主要表现是手脚冰凉，小肚子时常感到冷，痛经，浑身无力，不想吃饭，白带量多且清稀。

我曾经遇到过一位学生，38岁，结婚8年了还没有孩子，月经也是时有时无，家里人非常着急，去了很多医院，也吃着中药，但一直无法痊愈。她之前是电视台外景摄影师，经常要去很多地方，有时候，女性生理期到了，照样爬高踩低的。同事都称她为工作狂人，有一次，她自己开玩笑地说：我就是个男人，要是月经都不来了，就是纯爷们了。结果"乌鸦嘴"了，没想到月经真的停了，后悔得不行。其实这根本不是什么"乌鸦嘴"的问题，而是寒湿阻络、寒凝血瘀引起的闭经。

中医认为"血温则行，得寒则凝"，当我们身体的热量不足，或者经常处在阴冷的地方时，就会导致脏腑生理功能下降，精血运行不畅，引起闭经。如果在行经期间，机体相对处于虚弱状态，外面湿寒之邪气就更容易入侵我们的身体了。她经常外出，还经常去一些比较偏僻的地方，再加上像"爷们"一样拼命地工作，没有节制，就更加容易垮了。要想根除，就得温经散寒，行血除湿。

作为一个女性，时刻都要爱护自己，自己的身体好了，生活才会真正地美好。除了饮食、吃药、按摩之外，太极练习也是少不了的。不管是肝肾不足导致的月经不调还是因为寒湿阻滞导致的闭经，都可以通过练习太极让身子恢复健康。如果哪位女性朋友有这方面的不足，可以尝试**练习太极站功六式和睡功**（见182页详解），前面已经提到这两个功法，可参考运用。生活中有类似症状的朋友可以按照我说的方法，不但简单方便，效果也是很好的。

其实，太极拳对更年期综合症、子宫肌瘤、不孕症等也有很好的疗效。练太极拳要求气沉丹田，以腰为轴使下腹与腰部的运动量增大，对女性生理健康有特殊功效，可以保护子宫，对输卵管等都有温润和按摩的作用。

很多坚持练习太极的女性，不仅病情再无复发，而且身体健康、精神饱满。她们感慨地说：是太极给了她们第二次生命，太极让她们的生活更加美好。若你的身边有朋友和这个女性朋友出现一样的情况，可以推荐给她们试试这些办法，让她们做一个幸福完美的女人。

练好基本功，不再神经衰弱

· 拥有好心态，才有好气场

与男性相比，女性患神经衰弱的几率更大些。女性天生敏感，最容易胡思乱想，而且安全感天生没有那么强，情绪上特别容易大喜大悲，这样最容易导致神经衰弱。

我记得我做亚洲小姐四川赛区决赛太极练习导师的时候，其中一个女孩给我的印象很深，我虽然不知道她叫什么，但若是现在让我从一群女孩中辨认她的话，我还能一眼认出来，倒不是因为她长得过于出众，而是她的行为和其他女孩们都不太一样。这些小姑娘正是青春阳光的年纪，她在一群活泼的女孩中显得稳重老成，但更多的是带有一丝不安和紧张。有一次，在练习完太极之后，女孩们都自由活动了，有的聊天，有的继续练习。她没有伙伴，拿着一瓶水独自饮用，我就主动过去和她说话。通过聊天我得知，她压力很大，晚上失眠，睡不好。我问她为什么，她只说了一句话：因为期望过大。也难怪，她们不但要学新东西，还要有自己的创意才能赢得评委的票数。眼看着比赛如火如荼地进行，她之前本来靠前的名次逐渐落后了，倘若再这样下去，下一轮她肯定会被刷下来的。

我安慰她：你现在别想那么多，先把你的病治好。

她很惊讶：刘掌门，我没有病啊！

我回答她说：你病得不轻，你不但有心病，你回去照照镜子，看看你的脸色就知道了。名次不要紧，关键是身体。身体好了，精神就好了；精神好了，大气场就来了。

她问我，她该怎么做。

我笑着说：把这次的太极练习做好就行了。

我不是开玩笑的，这个女孩患的是轻微的神经衰弱，若是不及时缓解，不但会影响比赛，还会损害身体。说太极能缓解神经衰弱，我也不是在开玩笑。要知道，太极拳法是我国古代保健运动的精华。练拳时，腕、臂、肩、胸、腹、背等全身各部肌肉感到通达顺畅，可以使大脑皮质得到"安静"、"休息"，同时，肌肉的放松又能反射性地引起血管松弛，对神经衰弱的患者非常管用。

经常练习**太极基本功**对缓解神经衰弱有非常不错的效果，此方法前面已经详细解说过，可参考使用。

太极拳动作看着非常复杂，但是真正学会套路、领会到其中的真谛的时，就会自然流畅，一气呵成，练起来犹如行云流水，连绵不断，协调性和平衡性要求较高。因此，经常练习太极拳，就会改善神经衰弱患者动作的协调性和平衡性。

据我所知，现在很多都市白领也多少患有神经衰弱。如果哪位朋友神经衰弱，可以经常练习**太极基本功坐卧睡站等**。坐卧睡站等都是轻柔缓和甚至根本不用动的招式。还有，我建议女性朋友上班的时候，不要过多地穿高跟鞋和紧身的衣服，因为练习太极最好穿舒适宽松的衣服才更有利于动作的协调和平衡。早晨上班的时候，不管你是坐地铁、坐公交或者开车，都可以顺带着练习太极，利用别人都低着头玩手机的时间，让身体在拥挤的人群中进行一次无形但有益的锻炼，不失为一件好事。

·饮食、按摩、运动无间配合

一般患神经衰弱的人体质肯定都不是很好，在时间和空间上都不好安排练太极拳，我建议这类人群，应该先练习简化太极拳，等到简化的练习学会了，再去做比较复杂的太极动作。所谓简化的太极动作，就是找到最适合自己当时身体状况的动作。这个没有特定。

另外，练太极拳缓解神经衰弱是一个长期坚持的过程，不可能一口吃个胖子，欲速则不达，如果不循序渐进，或者半途而废都会延误病情，不能达到预期的缓解效果，最后难受的还是自己。

如果配合按摩的话，神经衰弱就会治愈得更快更彻底。

按摩能恢复身体平衡，头晕、失眠、多梦等状况也能得到改善，还能舒筋活血，通利关节，使肢体疼痛症状减轻或消失，神经衰弱的某些发病因素也可消除。头、后颈、脚掌及手指根等部位有不少镇静、安眠穴位，按摩刺激这些穴位有镇静催眠作用。

在饮食方面，我向大家推荐一道既有好味道又有好效果的美味小吃，就是**小麦粥**。由小麦、大枣、粳米组成，是一剂缓解心气不足所致失眠、心悸、精神恍惚的良方，具有安心神、补脾胃之功。取小麦100克，洗净，放入适量水中，煮沸20~30分钟后将小麦捞出，加入淘净的粳米100克、去核大枣6枚，煮熟后食用。每日1~2次，连服5~6天。若于本粥中加入炒枣仁10克，则安神效果更佳。

其实，缓解和改善神经衰弱的食疗种类有很多，我只选了其中的一个，为什么呢？因为这几种材料最常见，到处都有，而且做法非常简单，更方便大家实际操作。

如果把太极练习、自我按摩以及食疗相结合运用，我相信，神经衰弱一定会被赶走的。

不同型便秘，不同对症法

· 女人，最怕的就是便秘

女人，最怕的就是便秘了。为什么呢？便秘会引起皮肤粗糙、黯淡无光，脸上还会冒痘痘和色斑，还伴有胃胀、腹胀、口臭等。女性最爱美，面子上的问题就是大问题，很多减肥美容的地方都会打着"排毒、告别宿便"等广告语来吸引女性朋友们。很多女性朋友都有脾胃虚弱的毛病，大部分是因为不良生活习惯造成的，爱吃零食，不爱吃早餐，时常节食等，这些都会导致脏腑功能的衰退，肠蠕动的能力下降，于是大便也就成了一个大问题。

所以女性朋友们便秘，以虚证居多，其中虚证也分为不同的种类。包括气血虚便秘、脾虚型便秘、体湿型便秘和肾虚型便秘等，我们可以根据不同的情况，自我调理。根据不同的便秘类型，我一一给大家介绍。但在介绍之前，我想告诉大家一个简单的方法，这个方法对于以上四种类型的便秘都有很好的疗效，就是青城太极的**大调息呼吸法**（见127页详解），前面已经提到，可对照参考运用。如果有哪位女性朋友有便秘的症状，可边练习太极，边配合我下文所要详细介绍的不同类型便秘的不同方法，会有事半功倍的效果。

· 四类型便秘各个击破

气血虚型便秘：

这种类型的便秘，非常闹腾人，明明肚子疼，到了厕所又没了便意，这还不算，还会有头晕眼花、浑身无力的症状。

气血虚型的便秘，有个非常显著的特征。一般人将大便干结归为便秘，但是气血虚型便秘，粪便却是糊状的，有的人分不清自己到底是便秘了还是拉肚子。

我们知道，脾阳就像我们身体里的太阳，它温暖我们的身体，运化水湿，太阳能照射大地，水汽就会蒸发。所以，一旦我们的脾阳受到损伤，那么水湿就无法及时地排出来，会在体内郁积，在大肠里就是不出来，本来正常的大便就会变得黏腻，这便是脾阳受损，体内有湿所造成的，但是也很难排出，中医上就叫"湿秘"。这类患者的体质往往偏胖。

便秘，一定要找到病源，才能标本兼治。现在很多人便秘就用通便药，而通便药多数都有泻下的作用，大都含有大黄的成分，只不过在不同的药品里面，分量有所不同而已。大黄刺激大肠，造成肠子局部水肿，然后就出现通便效果了。但是经常用这类药刺激大肠，大肠的反应就下降了，所以慢慢的肠子蠕动就慢了，更容易便秘了。缓解这类便秘更需要耐心，不宜急于求成。

我认识一位王大姐，她练习太极大概有一年之久了。刚来的时候，气色非常不好，才40岁，但看着要比实际年龄大很多，尤其是脸上的色斑很多。几个好姐妹就问她，是不是身体不舒服？她告诉我们，原来她经常便秘，已经有2年了，去医院检查的时候，还差点被诊断为直肠癌，吓得她再也不敢去医院了，现在吃药，但是效果还不好。对于这样的便秘，我让她根据中医的建议，吃**火麻仁炒苏子粥**。把火麻仁20克、炒苏子12克用水浸泡后研成细粉，加粳米200克煮粥，早晨的时候可以当作早餐食用，晚上可作宵夜。除此之外，可适当服用中成药**补中益气丸**。可以**炖汤喝**：生首乌有除油腻的作用，和肉类一起煲汤，味道更好。

下面我再介绍个按摩的方法，只需动动手，便秘就可以缓解了。气血虚的便秘，最主要的就是增加肠胃的动力，那么怎么去加强它的蠕动能力呢？

摩腹：每天起床后和睡觉前，躺在床上，两手重叠放在腹部，先顺时针按摩32圈，再逆时针按摩32圈。可配合青城太极基本功睡功，全身放松，调节气息、意念集中、舌抵上腭。摩腹的方向与你的意识一个方向，形神一致，效果才会明显。

散步：餐后半小时内要散步。这里也要强调一点，最正确的散步方法，不是看走多长时间，走得有多远，关键要看质量。有时候我在公园里，看到有人散步像在竞走一样，有的牵着宠物。宠物走得多快，主人就走多快，这些都是不正确的。散步要求的是以轻松为目的，就是要"松"，要"散"，这才是散步。步履缓慢舒适，对肠子的蠕动很有好处。

经过练习太极一年，加上配合饮食等方法，她的便秘比之前减轻了很多。她说，太极真是神奇啊。

脾虚型便秘：

介绍完气血虚型便秘，我再说一下脾虚型便秘。脾虚型便秘的症状是吃了辛辣或者油腻的食物之后便秘，大便干燥，不易排出。

女性脾胃功能天生就比较虚弱，所以饮食一定要有节制。《黄帝内经》中说："饮食自倍，肠胃乃伤。"意思是，饮食太多会伤害到饮食脾胃。尤其是女孩子特别喜欢吃麻辣、油炸的小零食，四川人更别提了，火锅就是家常便饭。吃得多了，辛辣的东西伤胃，油腻的东西影响消化能力，长此以往，就壅积在肠胃，损伤脾阴，导致便秘。

很多女性只要一便秘，就马上吃通便的药，也不管是什么类型的便秘，就瞎吃，但是不管是什么药，都会有副作用，而且吃的次数多了，容易形成耐药性。

在缓解这种便秘的时候，首先要调理的就是脾胃了，可根据引起便秘的食品来配合缓解。如果是吃谷物类食品引起的便秘，可以经常**吃些山楂、麦芽糖**；如果是由于面类食品引起的便秘，可**吃神曲**；如果是肉类食品引起的，则可以用山药15克、鸡内金10克、燕麦12克、粳米75克同入砂锅，文火煮粥，粥将成时加入冰糖再稍煮片刻即可，早晚各食1次。

体湿型便秘：

第三种便秘就是湿气太重引起的便秘。主要症状是口干不想喝水，腹部胀满，肚子闷胀，食欲减退，脑袋昏昏沉沉的。粪便糊状，但就是拉不出来。患有湿秘的病人，**土茯苓和扁豆**都有健脾祛湿的功效，如有医生指导，服用**中成药参苓白术散**对于缓解湿秘效果很不错。

肾虚型便秘：

最后一种是肾虚型便秘。它的症状是心情烦躁，晚上潮热盗汗，形体消瘦，精神萎靡，大便干燥。

肾在五行中属水，如果肾阴虚阳盛，虚火旺盛，就会导致津液干枯，肠道干燥，于是大便就难以排出了。

这类病人，脾气都不是很好，爱发火，平时应**多吃些黑芝麻或同蜂蜜拌开水冲服**。蜂蜜具有补脾益气、润肠通便的功效，而黑芝麻能滋阴补肾，也有润肠的功效。两者合用，对肾虚便秘的效果非常好。

不管是哪种类型的便秘，最好未病先防，防重于治。

平时可以多运动，配合青城太极拳、提高身体的整体机能。还要保持心情舒畅，少吃辛辣刺激性食品，多吃粗食蔬菜。饭后半个小时，吃些新鲜的水果，散散步。希望每位女性朋友都不再有便秘的烦恼。

辣妈们，产后恢复苗条身材

·做健康时尚孕妈咪

现在都流行辣妈、时尚妈妈，走在街上，抱着孩子的年轻妈妈们，大部分和从前的妈妈们不一样了，不管是精神还是穿着打扮，浑身都透着一股儿自信和韵味。但有的女性朋友却相反，年纪轻轻的，却看着非常疲倦和衰老。脸色不好，毛孔粗大，可能是因为要照顾孩子没时间打扮自己，但是身材臃肿就没有理由了。

有句俗话是这样说的：女人一生，可以当一天的公主，九个月的皇后，一辈子的奴仆。一天的公主，就是结婚那天；九个月的皇后，就是怀孕期间；一辈子的奴仆就是养孩子伺候家人了。话虽然犀利，但在中国这个环境里，还是十分有道理的，在大多数传统女人的心里，找个伴侣结婚生孩子然后相夫教子是一生的职业。她们认为，她们来到这个世界上的最大的任务就是找个好男人生养孩子，一般有这种想法的女人，大多数都不会太在意自己的生活。比如生完孩子之后，就觉得一辈子已经看到头了，非常不注意形象，大吃大喝，胡吃海塞，再加上坐月子期间要吃营养的补品，所以，很多女性在生完孩子之后，都会胖上好几圈，这实在是对自己的不负责任。

我认识一位女性，是我的一个学生，她是个非常爱美的女孩子，就是因为爱美才报名参加了太极训练，她说太极最能修身了。练习瑜伽也可以，但都是高难度动作，她吃不消，她认为最好的修身运动就是太极。

她从怀孕开始，就非常注重营养搭配，专门找到我进行咨询，还找了营养专家做了孕期营养配餐。我给她的建议是，不要一味地大补，只要营养均衡就可以了。所以她每天进餐的量都是固定的。每隔一个礼拜，都会自己测量下腰围，超过了指标就要酌情减少食量或者做适当的运动，一般她都是练习太极。有的人会觉得这样做，是对胎儿的不负责，胎儿营养不够怎么办？运动会不会伤到胎儿？其实这些想法都是多余的。她是我见过的最美丽的妈妈了，出门依然很鲜亮，浓妆是不能化了，淡妆总可以吧。她这样并没有影响到胎儿，去医院检查，医生说胎儿发育得很好，而且怀的是双胞胎。后来孩子出生后，她告诉我，孩子都很健康。但是她担心自己会发胖，想让我替她作个计划。我告诉她，吃的方面还是按照之前那样，不要贪吃。运动方面，我就建议她继续练习太极。两个月后，她来见我，根本看不出她是生过孩子的人，和之前没什么两样。去年法国白鹤武术学院教练团到青城时，有一个怀孕3个月的小美女，旁人问她为啥不在家保胎，她说，怀孕不是生病。可见，适当地进行合适的运动反而有利于身体健康。

·让女性一直美下去

为了让女性朋友一直美下去，我这就把这位朋友的方法详细地告诉给大家。

第一，孕妇们可以做些少量柔和的太极拳。可用呼吸法，怀孕的时候采用自然呼吸法，产后则可采用逆腹式呼吸法。逆腹式呼吸法前面已经提到过，可参考运用。此外，在产后可练习青城太极里的站功六式里的**野马分鬃**（见190页详解）和**双插柳掌**（见191页详解）。

双掌插柳能够让人体的能量由外而内、自上而下收于丹田，习练的过程中注意掌心和勾手的变化，随着手部的运动，感受体内能量的流动。

第二，多出去转转，尤其是晴天的时候。不仅能让孕妇心情变得开朗，还可让身体吸收到阳光里的精华。要知道，怀孕期间，身体对钙、磷的需求是非常大的。

第三，如果天气不好，或者不想出去，练习几个简单的单式太极，对母亲及胎儿钙、磷的补充是有好处的。同时，适当的活动还能减少产前的浮肿、便秘等现象，有利于分娩的顺利进行。但是孕期的锻炼要慎重，尤其是快分娩前更要注意，最好在医生指导下进行。

在饮食上，不仅要营养搭配，还要因人而异。早餐的时候可以吃一个菜包子、一个煮鸡蛋和一些豆浆；午餐的时候喝一些瘦肉粥，吃一些蔬菜水果之类；晚餐可以吃些面条、喝一些汤。

分娩是女人一生中最重要的大事，一个新生命到来的同时，也是女性最脆弱的时候。一些妇科疾病都和产后保养不当有关，所以女性朋友们产后一定要注意调养，既是为了自己，也是为了孩子。

小病也忧心，灭掉口腔溃疡

· 吞津与食疗，熄灭口腔火气

现今的社会，人的社交范围特别广，于是应酬也就多了起来，只要是牵扯人际关系的事情，必然要去吃一顿。吃的一般都是肥甘厚腻的食物，因为这样显得请客的人大方，出手阔绰。吃得多了，很多人嘴里就开始疼了——得口腔溃疡了。

引起口腔溃疡反复发作的原因很多。有的是因为吃的过于辛辣，有的则是阴阳失调，内火旺盛。内火还分两种，一种是阳盛导致的实火，另一种是阴虚导致的虚火。口腔溃疡反复发作的患者，是长期的气血两虚导致的虚火过旺。如果溃疡反复发作的时间过长，就会产生其他病变。

很多人认为，口腔溃疡不是什么大事，只需吃些清火消炎的药，一般七八天也就自动好了，特别是有些人一般小病不治大病才看，比如口腔溃疡这种病，一般人是很少去医院看的，能忍的就忍住了，口腔长溃疡了，就去买个溃疡贴，哪里痛往哪里贴。但是有些女性，三天两头得口腔溃疡，或者这个溃疡还没好，那个溃疡又出来了，这就要警惕是不是身体的其他腑脏出现了问题。如果患溃疡的地方，刚好又是龋齿，那就要特别小心，只是普通的清洁口腔和消炎是不行的。再加上女性爱用唇彩，这也不利于溃疡的愈合。病发时嘴里火辣辣灼痛，一天到晚只能喝粥了，但是吃一点点东西又会觉得肚子发胀，虽然不是什么大的毛病，但却严重影响了生活。所以，应根据原因，把内火熄灭，然后再调理脾肾、补气血，让气血畅通。可采用**吞津**的方法缓解。

除了吞津，我再教给大家两个食疗小方法，材料都是常见的厨房食物，简单方便。

1. **白菜根疗法**：取白菜根60克、蒜苗15克、大枣10个，水煎服，每日1～2次，可治口腔溃疡。

2. **菜籽疗法**：取白萝卜籽30克、芥菜籽30克、葱白15克，放一起捣烂，贴于足心，每日1次，可治口腔溃疡。

3. **吴茱萸粉**10克用茶水或醋调成糊状，临睡前置于清洗布上分别包于两脚的涌泉穴及其周围。

·小细节防治口腔溃疡

当溃疡范围慢慢地缩小、牙龈不再肿胀，不妨碍吃饭，吃热的东西也不再疼痛的时候，不要侥幸地以为没什么大碍了，如果不好好地根治，保不准它还会复发。

在这里也要跟所有女性朋友说，女人一定要爱惜自己的身体，身体出现各种小症状都不能忽视。平时若要擦唇彩，要选择合适的唇彩，否则被吃进口里，就容易产生感染，在吃饭之前应该先把唇彩擦去，这样，对身体也有好处。若是有龋齿的，要及时治疗缓解，以防溃疡和炎症同时复发。还要管住自己的嘴，不能贪吃。喜欢辛辣饮食的女性也要注意不要让这些食物刺激到自己的口腔，还有，尽量不要抽烟喝酒。经常熬夜的女性也要调整自己的睡眠时间，不仅能防治口腔溃疡，还能避免黑眼圈、皮肤黯淡无光等衰老的症状发生。

青城太极简介

青城武术与太极的历史

青城武术从狭义上来说，就是四川省体委、国家武协承认的青城派武术。四川省武协承认的三个支派为：四川都江堰周烈光所传支派，四川泸州余国雄所传支派和重庆开县陈生一所传支派(这三个支派曾载入《四川武术大全》)，

而国家武协承认的一个支派，即余国雄所传支派，这一支曾载入《中国武术人名辞典》。青城武术从广义上来说，是近二千年来以青城山为中心发源地的以道教文化为主体、以四川成都地区(涵盖都江堰市、崇州市、大邑、邛崃、彭州、郫县、新都区)、汶川县、泸州、雅安、重庆开县为主要流传地并波及国内外的传统武术。这种武术不属于少林、武当、峨眉中任何一派，又不属于其他门派，以地域而称为青城派。

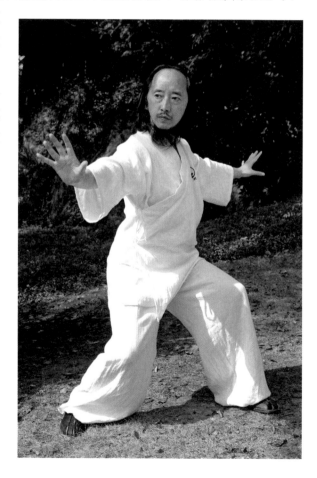

据《青城山志》记载：青城派武术与道家修炼的"外活四体，内活经络，修

命强身"的"动功"有关，且吸收了佛门及各派武术的精华，形成了海内外公认的门派，与少林、武当、峨眉诸派相互促进，并驾齐驱。

·青城武术的文化渊源

说青城武术，首先得从它的发源地——四川都江堰（古称灌县）的青城山谈起。正宗的中国武术，必定是以中国本土文化为主体支撑的产物。最能代表中国本土文化的是道教，中国道教最早形成的流派就出现在青城山。

·青城山简介

青城山在远古时代即传为轩辕皇帝问道处，被封为帝师的岷山真人鬼谷区（即后世所谓蜀中八仙之首容成公，20世纪70年代湖南长沙出土的马王堆汉简《十问》即有《容成公治气抟精之道》）、宁封真君（后世所谓轻功龙飞腾术之始祖）均隐居于此，宁封真君后来成了川岳百神之主、统领中国五岳的丈人（详见西汉东方朔著《五岳真形图序》）。在古蜀国时代青城为该国的祖山，是由秦朝开始被列为国家祭祀山川的十八座圣地之一，得到历朝历代政权的重视，历时数千年而不衰。

东汉张陵九十余岁于青城山创中国道教第一个流派——天师正一道，故青城山又是中国道教的发祥地。因此数千年来，青城在中国道教一直占据着重要地位，被称为"龙虎发基"，历代江西龙虎山天师曾多次赴青城拜祖朝宗。中国道教在唐代《云笈七鉴》中，把大地名山间仙人所居著名胜地按档次分为十大洞天、三十六小洞天、七十二福地。青城山位列十大洞天第五，其最高峰赵公山位列七十二福地。中国武术其他流派发源地中，武当山位列七十二福地，峨眉山位列三十六小洞天（峨眉山在明朝后成为佛教四大丛林之一）。

有关青城山的范围，古代有四种说法：①方圆5000里（见《福地记》）；②方圆2000里（见《洞天福地记》）；③方圆2700里（见唐《青城山丈人祠庙碑》）；④方圆800里（见《青城近记》）。后世多公认第四种说法。古籍《法苑珠林》云："成都原在西海青城山中。"按近代行政区划，古之青城山地跨今成都市（包括都江堰市、崇州市、大邑县、邛崃县）、名山县及汶川县相邻地区，并非目前四川都江堰市青城山镇98平方公里的辖区。

青城山，在新中国成立后先后被中国政府及联合国确定为第一批国家级风景区和中国历史文化名城，国家AAAAA级风景区，世界文化遗产。

·青城山道教简介

青城山是中国道教第一个流派天师正一教的发祥地，在青城山的历史上先后存在过7个道教教派，分别为天师道正一派、上清派、北帝派地祇宗、清微派、丹鼎派南宗、全真龙门派、青城派。其中道教青城派是于清代光绪二十四年（1898年）由道士李调阳在青城山上皇观所创，传其徒唐复初、徒孙詹升红、刘升福后即未再传。据现存上皇观的于光绪二十七年所铸的铁钟铭文云：李调阳，湖南人，光绪十五年游方来青城山，初居天师洞，后携其徒迁住上皇观，二十四年将庙产接买，更名"调阳仙馆"，自立道派，并题诗云："日升月垣运乾坤，风云雷雨转法轮。海屋添筹回元气，传经衍派镇青城。"目前存在的是全真龙门派丹台碧洞宗。其弟子唐复初武功绝伦，有醍醐灌顶之功（类似劈空劲功夫），被载入《灌县志》。

由于古代的青城山地处西蜀，空气清新，被喻为"神仙都会"。故多个道教流派人士均到过青城山修炼，因此被排名为中国道教第五大洞天。但由于青城山山高林密，交通不便，易守难攻，故古代青城山的最高峰赵公山又是绿林派武术的发源地。古代四川有句民谚：整烂就整烂，整烂过灌县。所以青城山在清代后既是道教的圣地，又是绿林好汉强盗响马出没的地方。加之空气潮湿，生活条件差，交通不便，所以修道之人在此修炼，既要练养生功夫，还要能抵御风寒湿痹，且要练辟谷功夫抵御饥饿。同时实战跳跃、躲闪功夫也是必不可少的，因为有可能会遭遇强盗、猛兽、自然灾害的侵袭。因此在青城山修炼的道士中出现过很多武林高手。清末民初青城山道人张永平（已故中国道教协会会长付元天大师之师）、陈琳（国家武协于20世纪90年代唯一确定的青城派代表人物余国雄之师）、张至清（曾任国民党主席林森侍卫长）、李杰（原国家体委气功康复部王庆余教授之师）、彭椿仙 、胡佐全、康德民、宋成兴、刘忠顺、叶丹一（原国民党军事委员会副委员长冯玉祥侍卫长）、唐复初等均是武功出众之人，部份人员成为传说中的青城二十四侠。

·青城武术在历史上的成就

轩辕皇帝随容成公、宁封真君习武艺而一统天下，故容成公、宁封真君被封为帝师。汉张陵创天剑正一道后，张陵之孙张鲁建立政教合一之天师道二十四治，后降曹操，道教及武术才逐渐传入中原，并对此后的很多武术门派产生过很大影响。

汉晋时代，范长生率千家部曲依青城山练武筑城、武装自卫，并协助秦雍流民集团反抗朝廷，直至建立汉政权。范不愿称帝，重归青城，被封为"四时八节天地太师"，人称"山中宰相"。 当时道徒们练"吐纳清和之法、外活四体、内活经络、修命强身"，功课之余，还练拳、舞剑、玩枪、耍棍。故，交兵之时，都能持枪冲杀、挥剑斩敌。在这一时期青城武术作为一种普及的功夫而得到提高。青城武术传播载体天师道也作为汉政权及巴蜀各民族的精神支柱，得到各民族的崇奉。

唐代，擅长武功技击的道教上清派宗师杜光庭以青城山为中心振兴道教，历时三朝而不衰(先后被唐僖宗赐号"广成先生"，被前蜀王建封为皇子师，被王衍封为"传真天师")，丰富和发展了青城武术及青城山道教音乐南韵，即后世所传的"广城韵"，并留下武侠名著《虬髯客传》。人称"扶宗立教，海内一人而已"的道门领袖。

北宋淳化四年，青城武林高手王小波、李顺从青城味江揭竿而起，穿州破县，席卷川峡，建立大蜀政权，这场轰轰烈烈的农民起义，历时三年多。

南宋著名诗人陆游至青城，不但与道人讨论养生之道，还亲眼观看宋道士舞剑。宋道士练剑，立于岩前，拔剑涧中，纵上跳下，矫捷如鹤。

元末明初，红巾军大将万顺兵败降明，其部将纷纷削发为僧，隐居青城山雪山寺、云开寺、泰安寺、普朝寺等大小十八寺。为首者法名了性，其军中贴心武士，成为僧兵，白天劳作，晚上习武，外出敛财，后逐渐为明朝蜀蕃内江王府招安。在对抗满清军队及张献忠农民起义军中，展示了极大威力，并留下禅师岩、偷营沟、复仇谷等遗迹和传说。

清代，青城派出现反清、拥清两大阵营。其次是发源于古代青城山最高峰赵公山的绿林派，为"千里独行侠"刘忠所创，刘忠刺杀雍正皇帝事败，入川避祸，在赵公山纠集众多武林豪杰占山为王，创绿林派武功。拥清者更多，仅清代，灌县就出了111个武举人、武榜眼，其中包括清代开国汉人中做官最大的名将杨遇春父子。杨遇春自幼随青城派武师刘纯斋习武，擅使铁鞭，艺成从军，身经百战，杀敌无数而无大伤，人称"神鞭福将"，被封为陕甘总督、太子太傅、一等昭勇侯，其子杨国桢世袭一等侯，被封为闽浙总督、兵部尚书。这是目前国内绝大多数全国武术之乡在当时无法比的。

清末，青城派仍然势力很大。1908年，全国第一次擂台赛在四川成都青羊宫举行，总擂主"无影腿"马镇江、第二擂擂主"铁人"马宝均为青城二十四侠中人，灌县也成为四川打擂习武之风最盛的7个专县之一。国民党总统蒋介石侍卫萧俊举、国民党西康省主席刘文辉保镖宋德良、国民党军事委员会副委员长冯玉祥侍卫长叶丹一及其义子李国华、国民党主席林森侍卫长张至清都出自青城派，青城高手在军警宪特中任教者更是比比皆是，故四川武谚云"郫县出打手，灌县出教师"。青城高手大多在国民党川军、黔军、中央军中执教，从排级教官至少将级教官，包括在台儿庄大战中杀敌无数的大刀队教官余国雄和解放后被国家体委誉为"青年人的楷模，老年人的骄傲"的杨文清老师。

"南武当，北少林，峨眉弘佛法，探本上青城。" 青城派历来都是中华武术的大门派，它最辉煌的时代是清代，短短三百多年时间里，青城派门人中出了1个武榜眼和111个武举人，书写了青城派最巅峰的历史。20世纪30年代，青城武术一度因还珠楼主所著《青城十九侠》而风云再起，连国学大师南怀瑾当年都要千里奔波，负剑上山拜访名师，寻觅剑侠。

· 青城武术的现状

青城武术在1982年以前，在灌县（都江堰的前身）范围内一直是各自为政的状态，电影《少林寺》公演后，全国引起一片武术热。灌县体委派体委干部谢正常联络都江堰各派老拳师，在1983年成立灌县武术协会，第一任主席谢正常，副主席祁玉祥，并开班授徒。1988年灌县改为都江堰市，第一任武协主席祁玉祥，但1998年因连续两年未年检而被都江堰市民政局注销。

从1983年开始，四川省体委、四川省武术挖掘整理组花了六年时间，对四川、重庆的传统武术进行挖掘、整理，最终确认四川和重庆地区存在68个武术流派，其中包括青城派，并由四川科学技术出版社出版了《四川武术大全》。其中青城派确认了三支，分别由重庆开县陈生一、四川灌县周烈光、四川泸州余国雄所领导。绿林派作为独立门派被列入，代表人物为雅安路军建。都江堰本土拳师中，王裕康作为孙门代表人物、宋德炤作为黄林派代表人物、向毓灵作为武当南派代表人物被载入。谢正常、向中全、姚福沛作为挖掘整理者被载入。路军建、王裕康、向中全获国家体委颁发全国武术挖掘整理雄狮奖，谢正常获国家体委颁发的全国武术挖整先进个人奖。

1985年灌县青城武术馆成立，后停办。1991年，由各省市自治区、体委、武协上报各门派代表人物，中国武术协会委托中华武术杂志社编辑、人民体育出版社出版了《中国武术人名辞典》。其中，余国雄作为青城派代表人物、路军建作为绿林派代表人物、祁玉祥作为三元派代表人物、宋德炤作为黄林派代表人物被载入。

1993年《青城山志》首次列入武术章。至2004年更名为青城武术，作为第二十七章，并列入余国雄、陈用和、金跃山小传。

1995年，青城功夫馆成立（后更名为青城武术馆至今），馆长刘绥滨，曾师从龚海清、宋德炤、祁玉祥、陈用和、金跃山、姚福沛、余国雄等人，被余国雄确立为**青城派掌门人**。1996年，由都江堰市体委批准，青城武术编辑部成立，由已故青城山道教协会会长、中国道教协会会长付元天大师题辞，出版青城武术简报。

2002年，第一部青城武术专著《中华绝技——青城武术》，由青城山天师洞监院、中国道教协会副会长唐诚青作序、刘绥滨编著出版。2003年第一批由人民体育音像出版社出版的青城武术光碟共9套21碟问世，主讲：刘绥滨，金跃山、宋云霞、高剑等人参与拍摄。2003年，青城派在四川68个武术流派中，首家载入中国最高级别的《中华武术展现工程》。广东卫视在全球拍摄四十集中国武术纪录片，青城派作为第三十七集被载入。2004年，首届中国道教文化节青城武术献艺大会在主会场青城山举行。同时，第一部中英文对照的青城武术光碟《青城太极十八式》由四川音像出版社出版，作为首届中国道教文化节组委会礼品赠送给20个国家的来宾。2005年，刘绥滨作为中国一百名武术代表人物参加人民体育音像出版社主办的第二届中国武术名家论坛。

2006年，第二届中国道教文化节青城山分会场武术展演。同年，都江堰市青城武术文化研究会成立。会长由刘绥滨担任。

从1982年至今，青城武术经过三十多年的努力，终于在2007年5月入选都江堰市级非物质文化遗产，2008年入选成都市非物质文化遗产，2009年入选四川省非物质文化遗产，参加多届中国国际非物质文化遗产节，逐级向国家级非物质文化遗产挺进。

2008年4月，青城武术入选目前中国最高级别的《中华武藏》大型电子版百科全书（中国武术协会审定，国家体育总局武术研究院监制）、中华武藏宣传片（四川入选刘绥滨等四人）。在奥运期间，作为中国奥委会礼品，赠送给北京奥运会各参赛队及各国官员。2010年，《青城太极养生》（中英文对照附光盘）一书出版，作为第三届中国道教文化节礼品书，送给二十个国家的几千名来宾，2013年《青城太极》繁体版在中国港、澳、台同步上市发行。

目前，青城武术已有五十余个国家数十万人习练。海内外六百余家媒体两万次报道，正逐步成为具有一定国际影响力的文化品牌。

青城太极是中国武术著名流派青城武术的核心内容，又名玄门太极拳。与青城山秘传"玄门太极长生功"同为道家动静双修的上乘功夫，被载入中国武术最高级别《中华武术展现工程》。

正统的道家思想

　　青城道家太极拳，又名青城玄门太极拳，是中国著名武术流派之一青城派武术的重要组成部分。源于中国道教发源地、世界文化遗产四川青城山，也是中国太极拳流派中唯一发源于中国西南地区的太极拳，历史悠久、源远流长。

　　近代青城道家太极拳高手首推青城派第三十四代掌门人青城山紫阳真人陈琳，陈系清末武举人，四川西康军标统，骁勇善战，驰誉川湘。后因对世事淡漠，到青城山道观出家，终成大家。他将青城太极练到至高境界，据说可以用内功将冰块融化并加热，他的弟子余国雄曾见到陈琳演示过这一功夫，可惜陈琳之后就再也没有人能将功力练到这一步。身怀旷世绝技的陈琳直到93岁高龄才选中余国雄为关门弟子，传其衣钵，向其秘传了历代掌门人单传的青城太极拳法。抗日战争前，已96岁的陈琳在剑门关与余国雄分手，嘱其投军抗日，尔后飘然而去，后不知所踪，被载入《名山县志》《青城山志》。

　　余国雄后急赴成都青羊宫参加擂台赛，一路过关斩将，一举夺得擂台赛银章，受聘出任国民党中央军及黔军武术教官，并随即受聘出任军队教官，出川抗日，留下许多抗日佳话。20世纪80年代被四川省体委、国家武协确定为青城派唯一代表人物，载入《中国武术人名辞典》，后载入《青城山志》。1997年，86岁的余国雄经过严格考验，决定传衣钵于第三十六代掌门人刘绥滨，将研习64年的青城太极拳法传授给弟子刘绥滨，刘绥滨经过三年苦心修练，终于掌握了青城太极拳法的精髓，并挑选了弟子传授。由于青城太极拳法对弟子心性、道德及武学功底要求极为苛刻，而且必须单传，并规定弟子既或学成也不得轻易示人，保持隐忍，一般很难见到其踪影，所以使得人们一直以为这门武林绝技已失传多年。

　　2002年，在四川68个门派中，青城太极率先被当时中国最高级别的《中华武术展现工程》收入，于2003年由人民体育音像出版社正式出版推广。

到2004年，在四川省电视艺术制作中心的支持下，青城武术馆组织了专家将青城太极三十六式简化为十八式，由四川音像出版社出版了《青城太极十八式》中英文对照教学光碟。在当地政府的支持下，作为2004年中国首届道教文化节组委会礼品，赠送给20个国家近2000名参会来宾。至今，仅都江堰就有六千多名老年人和中小学生会打青城太极十八式。2008年青城太极入选目前中国最高级别的《中华武藏》大型电子版百科全书，2011年入选人民体育出版社2011年度巨献《中国太极拳大百科》。

青城太极也频频亮相于中国都江堰清明放水节、中国道教文化节、中国国际非物质文化遗产节、中国网络音乐节、中国国际美食节、海峡两岸中华武术论坛、中华养生健康国际论坛、澳门国际武术精英赛、全球武林领袖论坛、世界传统武术节、上海世博会、世界太极拳精英赛、中国商业文明节、中国风景名胜区保护与发展大会、中国国际旅游交易会等大型文体活动中，并广受好评。

2008年，在世界传统武术联合会、四川省宗教局、四川省道教协会、四川道教乾坤文化发展中心等单位及个人的支持下，青城武术馆、青城武术文化研究会组织了专家重新研发了青城太极六式、九式、十三式、二十四式，专门针对无任何武术基础、没有太多时间练功、从事伏案工作、缺少运动、可以每天抽出20分钟时间习练的人群。**大多数人在习练后，在肩痛、颈痛、腰病、失眠、胃痛、头痛、肾虚等方面均觉有缓解和好转。**2008年4月8日凌晨，一款四川本土的青城太极拳应用正式登上苹果应用商店。该应用由刘绥滨亲自演绎展示，让年轻人随时随地都能轻松高效地体验太极学习的过程。全球所有的iPhone用户都能下载使用。

2008年汶川大地震后，劫后余生的都江堰市人民身心遭到重创，住在板房里茶饭不思，郁郁寡欢。为此青城武术文化研究会在都江堰市民主家园板房社区中开展了以青城太极六式为基础的板房养生功教学，并波及到其他社区。板房居民们身体得到了改善，心情也得到了调整，活跃了社区文化生活。

从2008年至今，青城太极已走进国内外多家大学及高端培训机构与集团内训，其中包括30名中国福布斯富豪百强；世界500强的壳牌、慕克尔；亚洲13个国家政府官员全球32个国家驻华使节及夫人等；民生银行、徽商银行、中国建

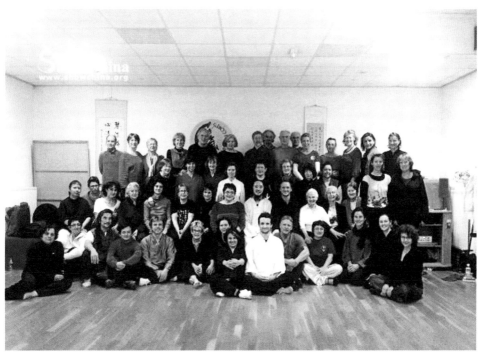

· 来自法国三十个城市的太极教练学习青城太极

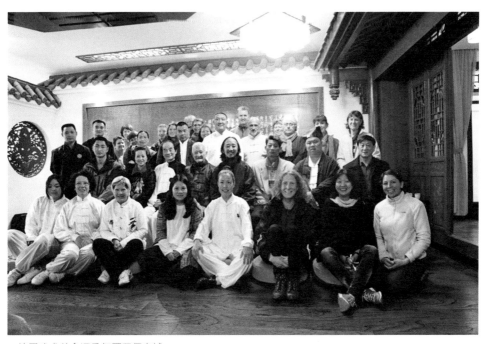

· 法国武术总会评委何雁拜师青城

设银行、浦发银行、远东控股集团。已有上万名企业家学习青城太极，为他们的健康起到了保驾护航的作用。

应法国巴黎东方文化传播中心（LES TEMPS DU CORPS）主席多米尼克·卡扎衣斯先生与法国健身气功协会主席柯文女士之邀请，刘绥滨访问法国。在短短11天的时间里，他培训了50余名资深教练、70余名高级班学生，教学、表演和媒体采访活动获得圆满成功。截至2014年，法国练习青城太极人数达到2万人左右。

近年来，中央电视台、中国新闻社、中国新华社、韩国电视台、伊朗电视台、新加坡联合早报、美国好莱钨新闻、侨报、伊朗体育与科学杂志社、中国台港澳各大电视台、日本NHK电视台、法国《中国之最》《武士》《空手道》《气》杂志等600多家媒体对青城武术养生及刘绥滨进行了2万余次的宣传报道。

2012年11月，刘绥滨登陆南极大陆中心地带天堂湾和南极洲半岛最大的巴布亚企鹅领地库佛维尔岛，与英国著名太极教练苏姗、法国极地摄影家娜塔莉以及中国、美国、柬埔寨企业家共计38人携中国国旗、中国民生银行旗帜、青城太极旗帜，摆下太极阵，共练青城太极。据了解，在此之前，全球各国在南北极两地集体打太极人数最高纪录未超过30人，而此次青城太极登陆南极，两度刷新了全球各国在极地集体打太极国家和人数最高的世界纪录。国内外200多家媒体争相报道。2013年中国商业文明节在江苏昆山举行，刘掌门率近三千商界精英共练青城太极；同年，刘绥滨携青城太极60名弟子亮相首届世界太极拳精英赛开幕式，引起轰动。

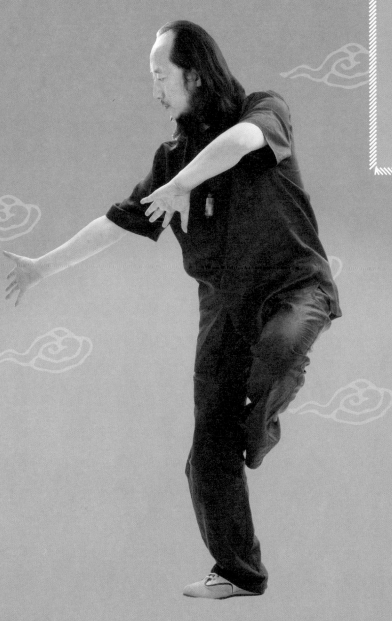

附录 2

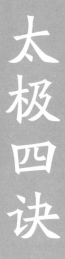

太极四诀

心诀：正宗的太极心态

练习太极的时候，首先要有一个好的心态。在社会中，不管你是做什么的，地位家世多么好，你的资质多么优秀，你的拳艺多么精湛，都要有一颗平常心。对待他人，看待人与事都得以平常、平静、平等、平和的心态。世界观、人生观都要正常，这样才能有良好的武德。谦虚、不骄不躁、淡定、遵纪守法、有自信、不贪图名利、不专横、脾气缓和等，这都是练习太极所需要的。而那些经常钩心斗角、尔虞我诈、偏激、嫉妒心强、损人利己、欺骗他人的心理和做法都和太极拳相违背。"内诚于心，外信于人"，与社会人群和谐相处的品德，保持良好的与社会发展相适应的能力，这才是青城太极所推崇的。

我们从太极基本功开始的时候，就要让静从心里升出来，排除杂念，思想集中，把平时的喜怒哀乐的情绪都抛开，做到真正的放空，才能专心地练拳，做到静中有动，动中有静。从精神到肢体都要放松，从头顶到四肢百骸各个关节等都要不受任何的压力、任何拘束和压迫。这个时候，人的身体关节非常灵活、韧带弹性十足，在练习的时候，动作沉稳优雅，神情自若。如果经常练习的话，不但会强身健体，还能培养人的气质和内涵，一举多得。

呼吸诀：拳法自如有度

青城太极的拳法，一定要自然，不能为了摆好看的架势而矫揉造作。不懂的人会觉得你练得很好，在行的人就会笑话你。我对很多徒弟都说过，练习太极的时候不能急于求成，俗话说：心急吃不了热豆腐。若是只顾着赶快练习完毕，就不会收到练习太极而要达到的目的。另外，根据自己的时间和身体状况可自行安排练习。其次，一切动作都要符合人体生理机能，意顺、气顺、劲顺、形顺，四肢百骸、五脏六腑顺，周身内外上下平衡、协调，起落有度，开合有致，转换有序，虚实相间，进退自如，刚柔协调。意动身随，形随心移，神形合体，自然而然，自由自在，毫无娇柔造作之态。还有，我经常强调的一点，就是要有一颗持之以恒的心，不能半途而废，一定要勤学苦练，不能因为今天下雨了明天刮风了就给自己找各种借口，要知道，不同的天气，练习太极有不同的心得，况且太极的练习场地不拘泥于一种。多想多问，多总结，理解和掌握每个架势的动作要领和攻防含义，务使纯熟，要学会活学活用，顺则自然。"三天打鱼，两天晒网"，是不可能练习好太极的。

另外，根据很多初学者遇到的问题，我想详细地说明一下，怎么才能做好呼吸。首先要调整呼吸，自然顺畅，在动作稍微熟练之后，用腹式呼吸，让动作和呼吸相结合。当做出一个动作的时候，该呼的时候就呼，该吸的时候就吸。起吸落呼、开吸合呼、收吸放呼、捋吸挤呼，二者循环更替，并逐渐做到细长、均匀、平和、缓慢，这样，气才会贯穿五脏六腑、四肢百骸、气血畅通。不可强行挺胸提肚，不能憋气，练拳的时候一定要达到气息和动作和谐一致，这样不但看起来外形动作行如流水，内在气息也随之和谐波动。

形体诀：太极练习注意事项

　　练拳时间的长短和运动量的大小因人而异，一般每次锻炼20～30分钟为宜。对于体质差者，须根据具体情况灵活掌握，如在练拳过程中感到乏力，则应立即休息。练习太极拳，动作要连贯、柔韧、缓和、轻灵、均匀而圆活，做到"迈步如猫行，运动如抽丝"。打一套青城太极拳站功或动功，一般时间为2～4分钟。

　　对于初学太极的人来说，最不好学的不是变化莫测的招式，而是静心与呼吸以及呼吸怎么与身体动作相配合。初学打太极拳时，呼吸任其自然，不要故意憋着气或者没有规律地喘气，这些都要慢慢地改掉，追求自然呼吸之方法。

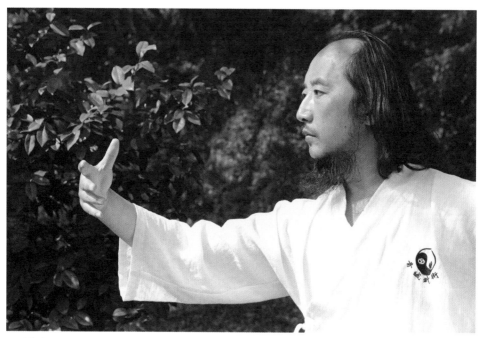

· 形体诀

等到动作娴熟之后，可以适当注意呼吸与动作相配合，起吸落呼，开吸合呼，做腹式呼吸，逐步做到"匀细深长，开豁自然"。

还有，在刚练习太极的时候，一定要学会用力，不能使用蛮力。身体也要由最初的僵硬古板向柔软自然过渡。在练习太极拳的过程中，体态要保持最自然最舒服的状态，从头到脚地放松，特别是腰部、腹部。胸部肌肉要放松，不可为了显示阳刚之气，故意僵硬地挺胸。背部肌肉一定要舒展，肩松开，稍下沉，肘松坠，不可悬起。目的就是做到舒松自然，重心稳定。

练习青城太极拳时要贯穿"用意不用力"、"以意引动"的原则。当太极练习到一定程度的时候，人的动作会不自觉的随着意识而动，所以我们的心一定要静，心怀慈悲和安详，动作才会行云流水般流畅。青城太极拳平正简洁、朴实，比较容易练习，而且运动量适中，适合一般体质的人练习。

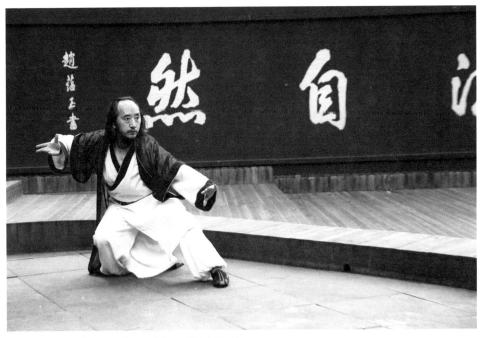

· 练青城太极要谨记"用意不用力"、"以意引动"

古乐诀：悠扬雅致的洞经古乐

我们青城太极的洞经古乐，具有很高的历史价值和艺术价值，历经千年，是中华艺术的瑰宝和奇葩。洞经古乐阴柔、缓慢、不急不躁、不强不弱、从容安定，形成一种安详宁静的美。多听洞经古乐，能够平息人们内心的浮躁，能够让人很快进入闲云野鹤的忘我境界，这种心理变化会引导人体生理的变化：能减缓心率过速、降低血液循环的速度、让人的大脑和身体都得到一定程度的休息，在最大程度上降低了生命能量的消耗，让人的身体维持在一个和谐安宁的最佳状态之中。我建议大家在练习青城太极的时候，配合着洞经古乐，效果会更好。如今生活的节奏非常快，很多人都无法停下来享受一下人生。随着人们对养生的重视，很多人也开始认真地寻求养生的最好方法，穷游、环游、背

· 人剑合一

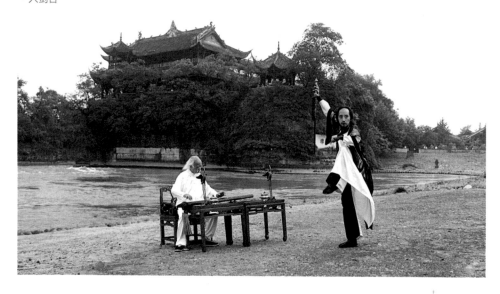

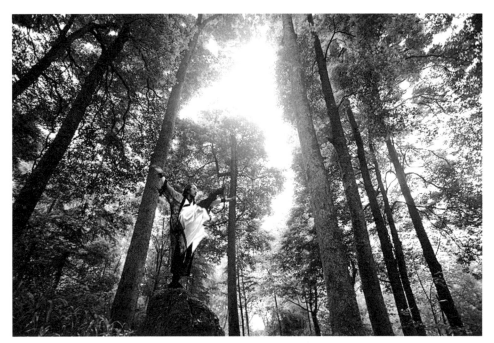

· 林中晨练

包客都是社会环境下必然产生的。很多人开始寻求自己的内在，自己心灵深处的圆满等，而太极早已开始了对人生的探索和研究。人生需要放松，需要调节，需要缓慢的生活节奏，让心理压力得到缓解，内心反而会充实，会自满，这样的人生才是完美的人生。

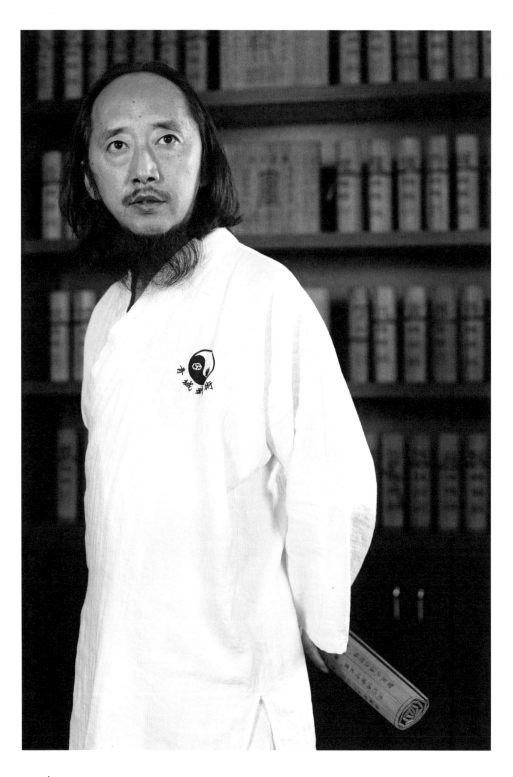

跟掌门学养生：做一世健康暖美人

青城太极养生功图谱

→ 站功
→ 坐功
→ 行功
→ 站功六式
→ 动功六式

站功

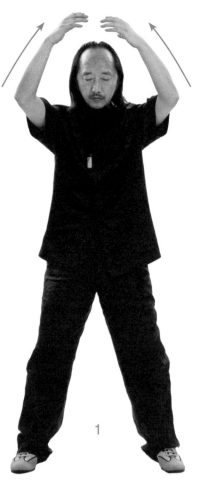

🍃 功效

循环气血，疏通经络，缓解气短胸闷，手脚麻木症状。保养胸部，防治部位疾病。

步骤

1 双腿微蹲，重心在足端。双手上举，高于头顶，掌心向下，照百会穴。

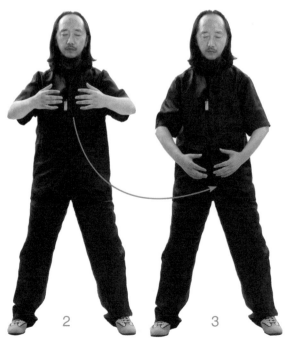

2 双手沉于胸，掌心向内，五指微张，照膻中穴。

3 双手沉于腹前，掌心向内，五指微张，照丹田。

1

2   3

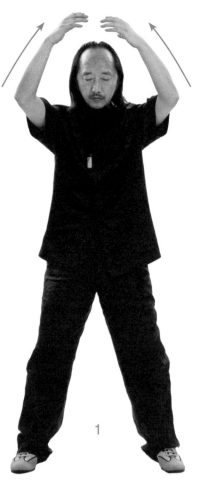

4 双手结手印于腹部；肘关节微曲，双腿直立。

5 以肚脐为中心，轻揉小腹，顺时针18次，范围逐渐扩大到整个腹部。逆时针18圈，以肚脐为中心，范围逐渐缩小。

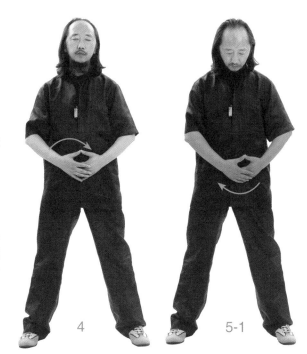

4   5-1

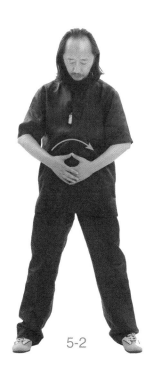

5-2

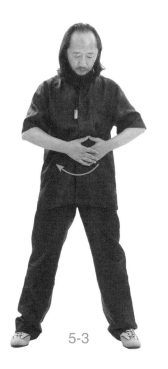

5-3

关键点

动作轻柔缓慢，形神合一。

坐功

🍃功效

缓解心慌、心悸，头痛症状，
预防少发、脱发。

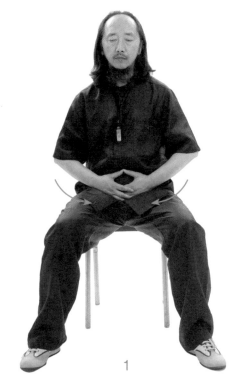

1

步骤

1 双腿分开，稍微比肩宽，两手
放在膝盖上，腰身一定要挺
直，气沉丹田，双目微闭。闭
嘴牙齿轻咬，舌抵上腭。鼻呼
鼻吸，均细且长。

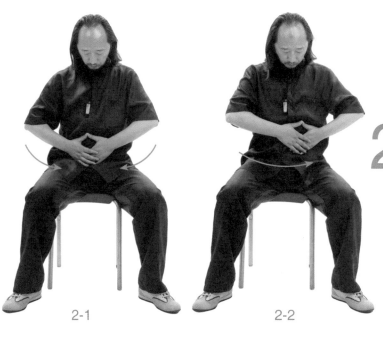

2-1

2-2

2 两手相握，结印于
腹部前，女性则两
手相握顺序相反，
左手向外。

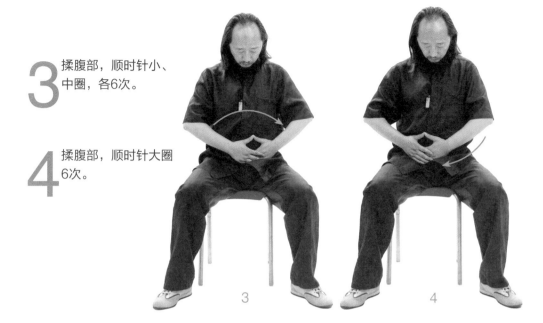

3 揉腹部，顺时针小、
中圈，各6次。

4 揉腹部，顺时针大圈
6次。

3

4

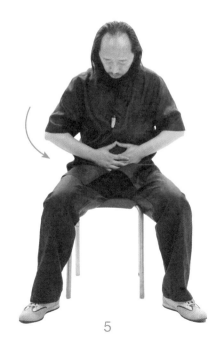

5

关键点
腰背挺直
气沉丹田

5 揉腹部，逆时针小圈
18次。

行功

🍃功效

舒缓膝部关节痛。防治少
发、脱发。

步骤

1 双腿微蹲，双臂微张开，让腋
下悬空，双手自然下垂，掌心
相对。

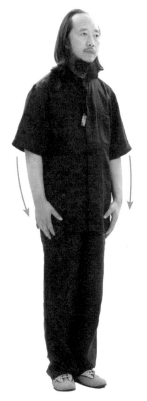

1-1

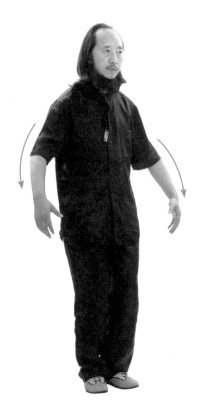

1-2

2 左脚膝弯曲，向前迈步，迈步时腿部不伸直。

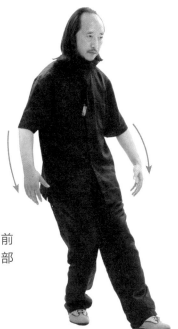

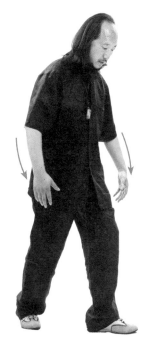

2-1

2-2

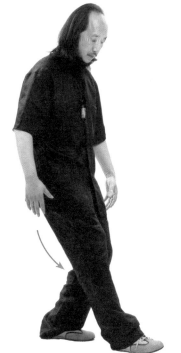

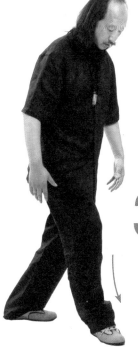

关键点

身体放松，膝部受力要适宜，不要过度。

3 左脚落地，右脚跟上后，与左脚并齐，两个膝盖都稍微弯曲。然后右脚继续迈步，右腿膝盖弯曲，右腿膝盖稍微弯曲就可以了。

3-1

3-2

站功六式

强身健体，疏通经络，调和阴阳，平衡身心。缓解肩颈、腰背、腿部不适。防治月经不调和乳腺疾病、不孕症等，缓解更年期综合征。促进新陈代谢，减肥美体。

第一式：起式

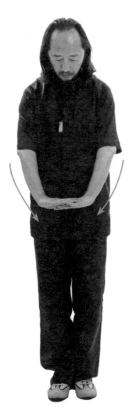

1-1

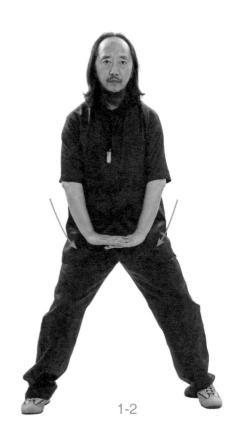

1-2

步骤

1 轻轻低头，双手垂直交叠于身前。小腹处结印，腹为阴，背为阳，右主升，左主降，故结印的手势为右上左下，意指阴阳平衡。微屈膝。左脚分开比肩略宽，抬头目视前方。

2 双臂往前伸直，手掌自然分开，手心向下。肘部慢慢后拉，双臂向下，双掌下压。

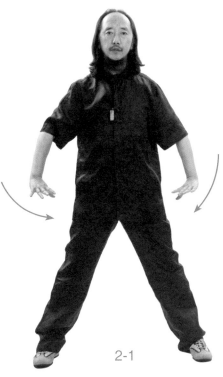

2-1

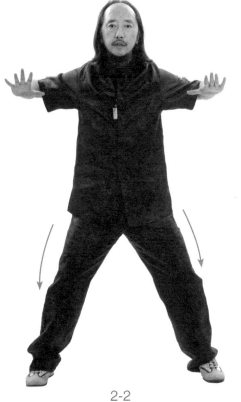

2-2

关键点
身体放松，保持动作舒缓流畅。

第二式：大开天门

步骤

1 双手交叠于身前，双脚分开比肩略宽，双臂伸向前上方，双手交叠，掌心向外。

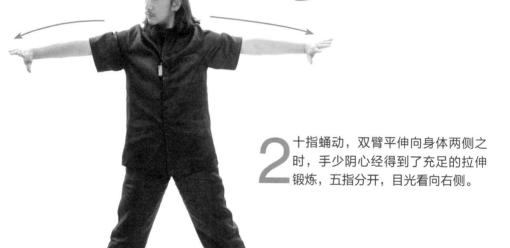

1

2 十指蛹动，双臂平伸向身体两侧之时，手少阴心经得到了充足的拉伸锻炼，五指分开，目光看向右侧。

2

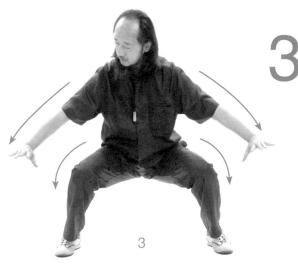

3 屈膝下蹲，双臂缓缓向下，掌心下压。

关键点
全身协调，精神集中，动作连贯流畅。

4 低头，双手身前相交，手指自然相触。此时的结印圆合的三阳三阴交会手式。

5 起立，双腿分开比肩略宽，低头，双手于身前五指相触。

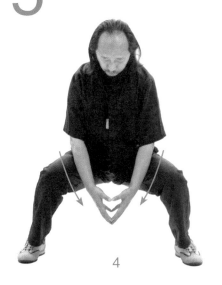

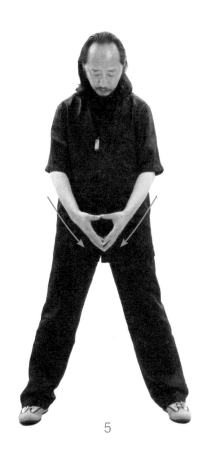

第三式：关公揽须

1 站直抬脚，双手保持刚才第二式中的姿势身前相触。

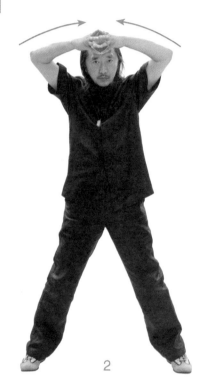

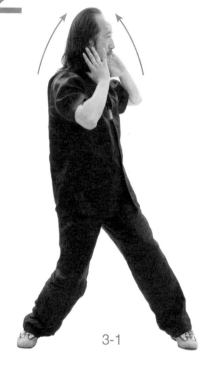

1

2 双手保持相触，双臂上抬至额头处，保持一会儿。

3 屈右膝，左脚向左略滑动，双手梳头般滑过头顶抱于后脑勺处，目光向下，身体慢慢向左移动，目光略下视。双掌从脑后顺胸前下移至小腹处，似抱球状。

3-1

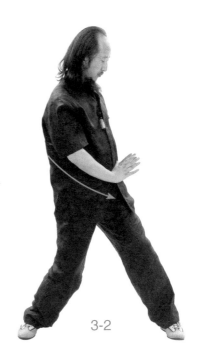

3-2

关键点
转动身体时不可
过快过猛，感受
气机涌动。

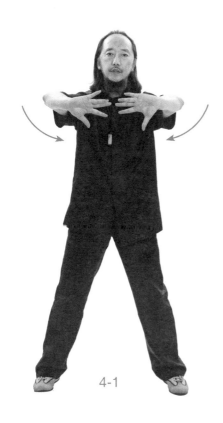

4-1

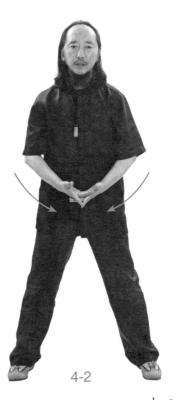

4-2

4 身体转回正前方，双手曲肘前推，五指分开。在中医五行学说中，肺属金，主降，故拇指向下结印。目光平视。最后，双手交叠于身前小腹。

第四式：双风贯耳

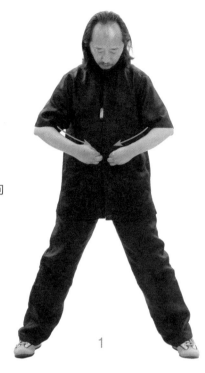

1 五指并拢成尖状向内，指向腹部位置。

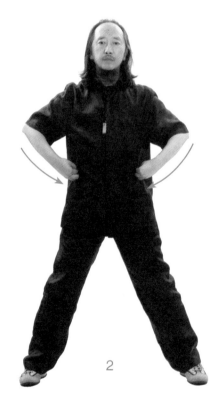

2 抬头，目光平视，双手保持刚才姿势移动至腰间两侧，停留在带脉穴处。

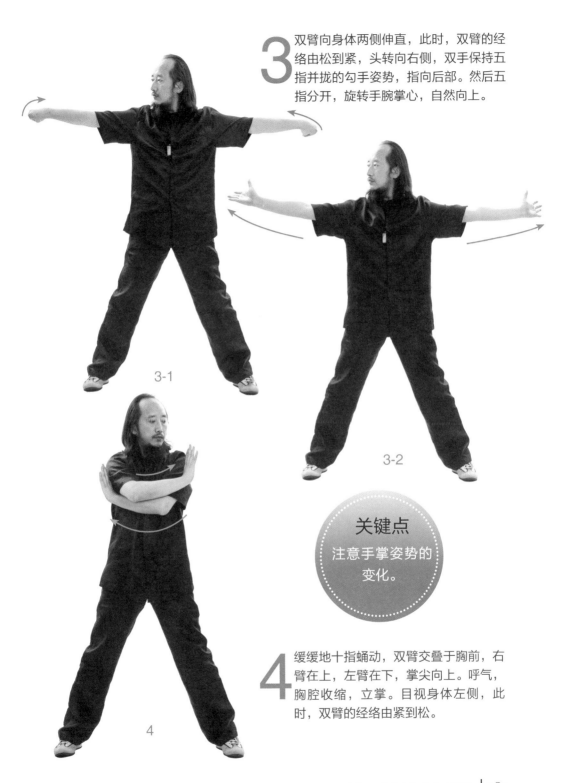

3 双臂向身体两侧伸直，此时，双臂的经络由松到紧，头转向右侧，双手保持五指并拢的勾手姿势，指向后部。然后五指分开，旋转手腕掌心，自然向上。

3-1

3-2

关键点
注意手掌姿势的变化。

4 缓缓地十指蠕动，双臂交叠于胸前，右臂在上，左臂在下，掌尖向上。呼气，胸腔收缩，立掌。目视身体左侧，此时，双臂的经络由紧到松。

4

第五式：野马分鬃

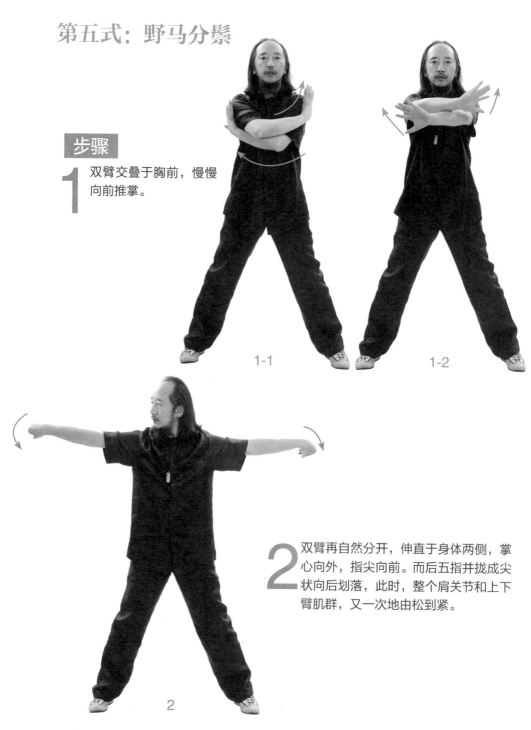

1 双臂交叠于胸前，慢慢向前推掌。

1-1

1-2

2 双臂再自然分开，伸直于身体两侧，掌心向外，指尖向前。而后五指并拢成尖状向后划落，此时，整个肩关节和上下臂肌群，又一次地由松到紧。

2

第六式：双插柳掌

1 五指并拢成尖状向内，
指向腹部位置。

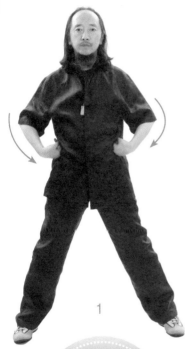

1

2 双手于腰间，伸开向前。

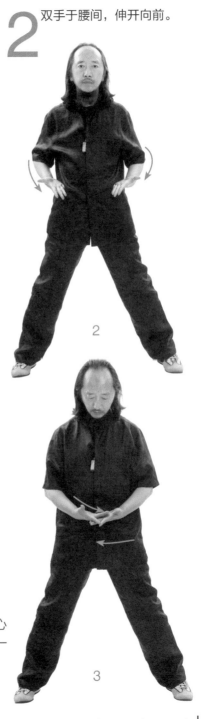

2

关键点
动作虽然比较简单，但要细细体会其变化。

3 勾手在腰间变掌，手臂慢慢伸出，掌心朝上，目视手掌。双手慢慢交叠在一起，低头。

3

最终式：收式

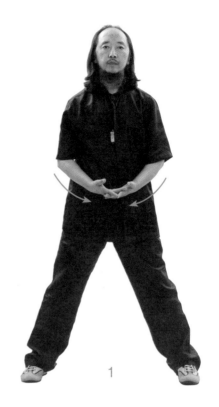

1

1 双手交叠于身前小腹。

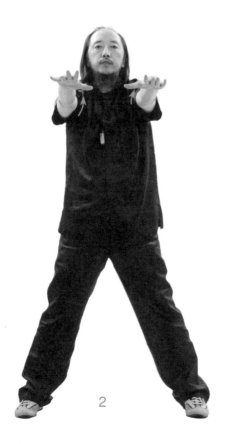

2

2 双脚分开大于肩宽，双臂前伸，掌心向下。目光前视。

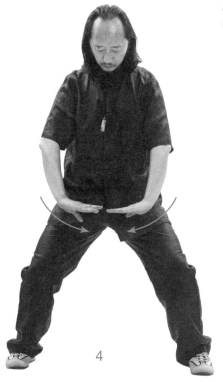

3 双臂屈肘于胸前。五指相对，保持一定距离。

3

4 双腿微屈，双臂垂直于身前压下，掌心向下。低头，目视手掌。

4

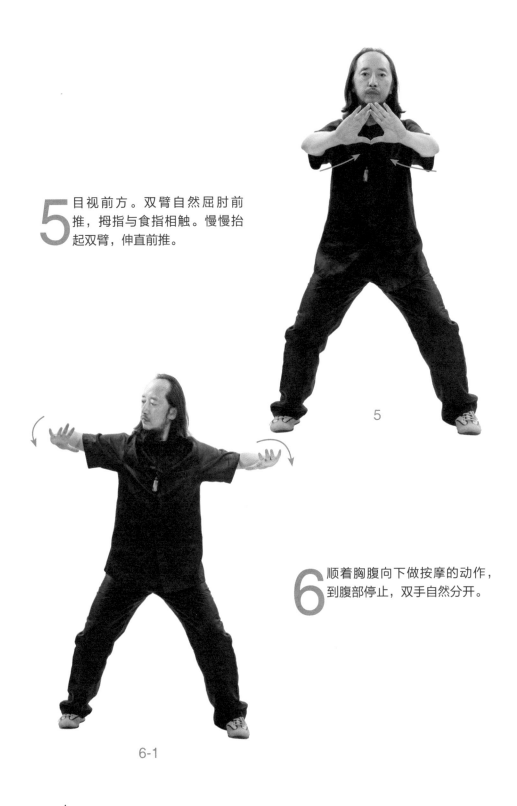

5 目视前方。双臂自然屈肘前推，拇指与食指相触。慢慢抬起双臂，伸直前推。

5

6 顺着胸腹向下做按摩的动作，到腹部停止，双手自然分开。

6-1

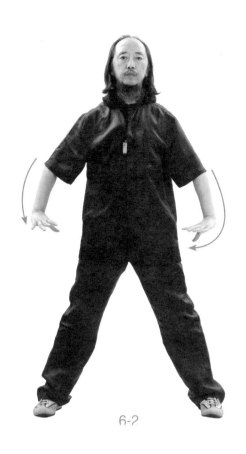

6-2

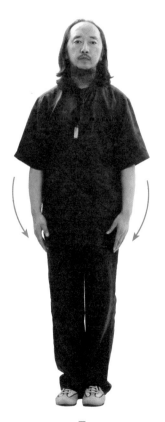

关键点
身体放松，保持
动作舒缓流畅。

7 身体直立，双脚自然并拢，双
臂在身体两侧。

7

动功六式

功效

动功的升级版。一整套完全流畅的太极招式。循环气血，舒畅经络，缓解亚健康状态，并能防治多种疾病。

第一式：起式

步骤

1 双脚自然并拢，双臂放松垂于身体两侧，目视前方。

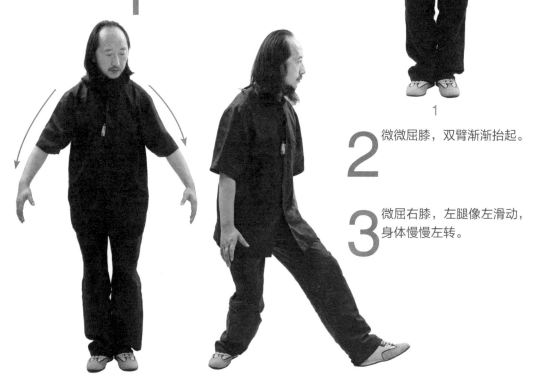

1

2 微微屈膝，双臂渐渐抬起。

3 微屈右膝，左腿像左滑动，身体慢慢左转。

2   3

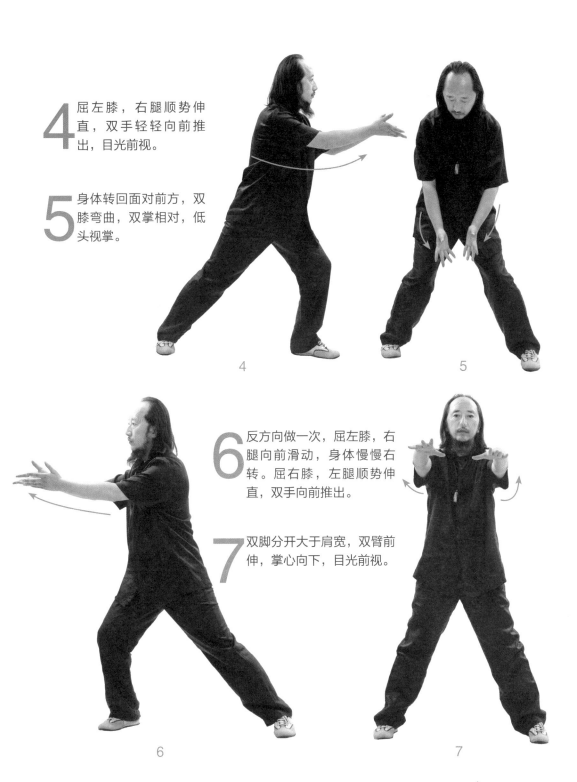

4 屈左膝，右腿顺势伸直，双手轻轻向前推出，目光前视。

5 身体转回面对前方，双膝弯曲，双掌相对，低头视掌。

4

5

6 反方向做一次，屈左膝，右腿向前滑动，身体慢慢右转。屈右膝，左腿顺势伸直，双手向前推出。

7 双脚分开大于肩宽，双臂前伸，掌心向下，目光前视。

6

7

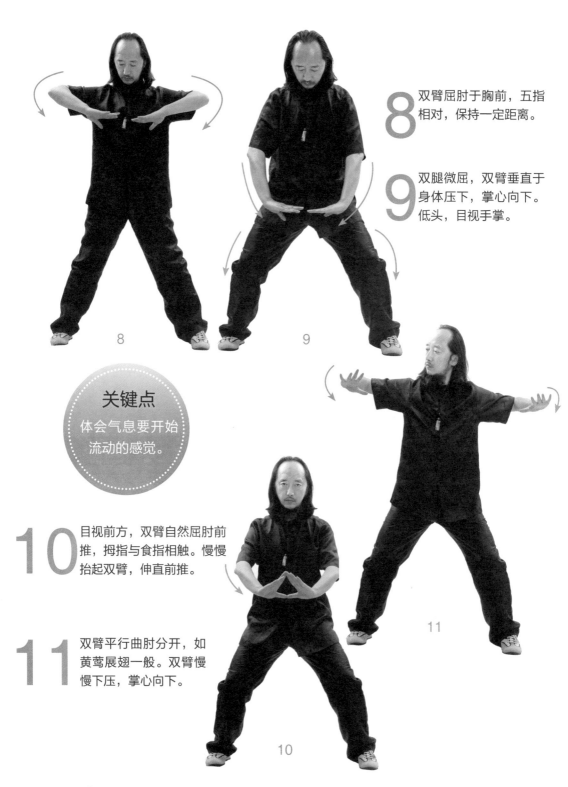

8 双臂屈肘于胸前，五指相对，保持一定距离。

9 双腿微屈，双臂垂直于身体压下，掌心向下。低头，目视手掌。

关键点
体会气息要开始流动的感觉。

10 目视前方，双臂自然屈肘前推，拇指与食指相触。慢慢抬起双臂，伸直前推。

11 双臂平行曲肘分开，如黄莺展翅一般。双臂慢慢下压，掌心向下。

第二式：关公揽须

1 双手慢慢收回身前，五指相
触。低头，目光垂下。

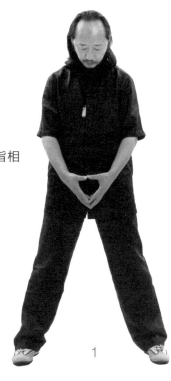

1

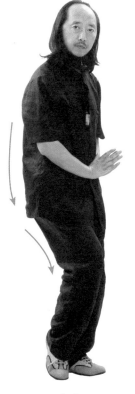

2-1

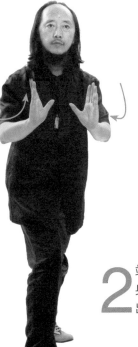

2-2

关键点
体会双手推出时带
动全身的感觉。

2 站立，略屈右膝，右脚点地，略侧
身向左。双手合掌于身前。右脚跨
出，目光前视，双手缓缓前推。

第三式：护云肘

1 屈右膝，左脚点地，低头。右手臂往身内
收，手掌内勾。左臂在下，托右手肘状。

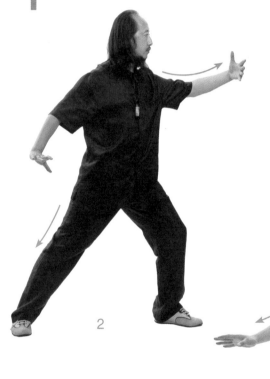

1

2

2 左脚跨出，右腿自然伸直，左臂推向左侧，
手掌向内，右下臂下垂，手掌自然下压。

3 屈右膝，左腿自然伸直，右臂自然后拂，左
臂呈自然弧度与右臂保持同方向，眼睛看向
右掌。

3

4 屈左腿，右脚点地。左手臂往身内收，手掌内勾。右臂在下，托左手肘状。

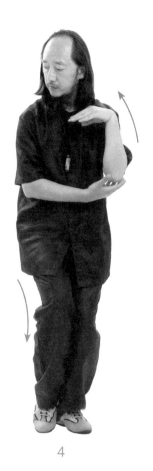

4

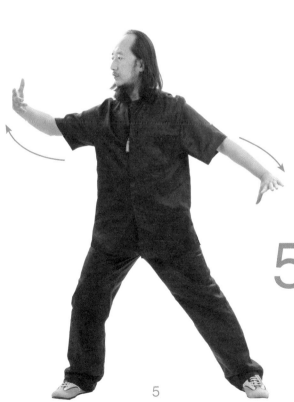

5

5 右腿跨出，左腿自然伸直。右臂推向右后侧，左手臂自然下压，手掌向下。

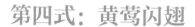

第四式：黄莺闪翅

1 站直身体左转，双臂高抬，两手呈勾手，头转左侧。接着勾手变掌，向两侧下压，身体同时下沉呈马步。

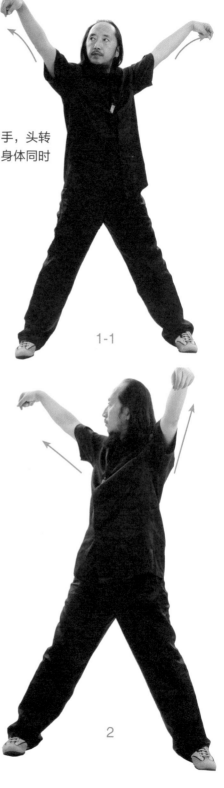

1-1

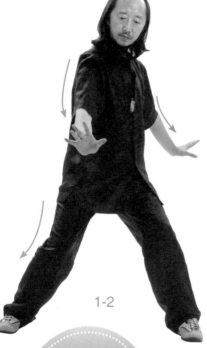

1-2

关键点

体会肩臂、肘关节的运动变化。形神合一。

2 站直，身体右转，双臂高抬，五指聚拢内收。头转向右侧。

2

第五式：青龙摆尾

1 屈膝，右臂置于下巴前方，托腮状，手掌向上。左臂后拂，手掌自然下勾。屈左膝，右腿伸直，身体右转。右臂曲肘下压，左臂向上托起，手掌向上。

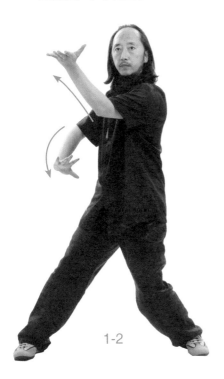

1-1

1-2

2 屈右腿，左脚离地，脚尖放于右腿膝后处。身体右转，双臂同方向伸向右下方，如拨弄东西般，掌心向外。左脚放下，屈膝，右腿伸直，身体左拉，双臂呈一条直线下拉。双臂拉至身前，呈右臂前推，左臂曲肘后推状。

2-1

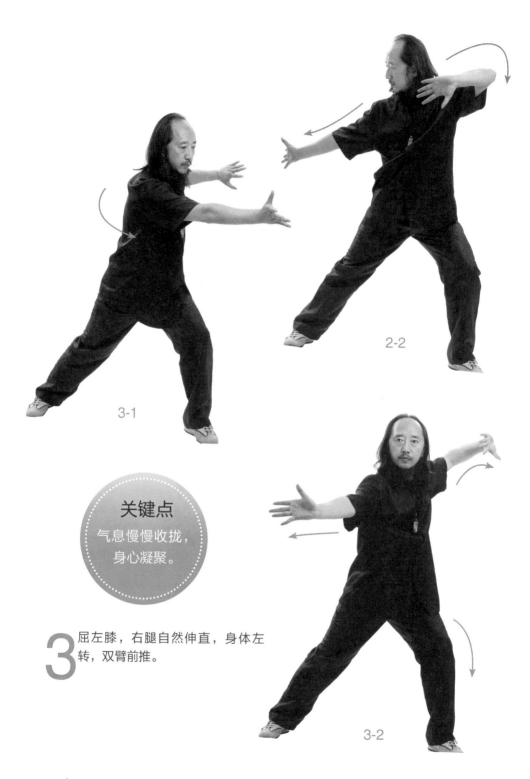

2-2

3-1

关键点

气息慢慢收拢，
身心凝聚。

3 屈左膝，右腿自然伸直，身体左
转，双臂前推。

3-2

第六式：收式

1 左腿前跨，右腿置后。低头，
收手曲肘交叠于胸前。

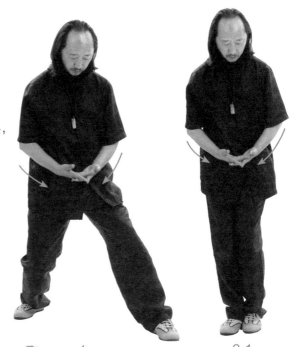

1   2-1

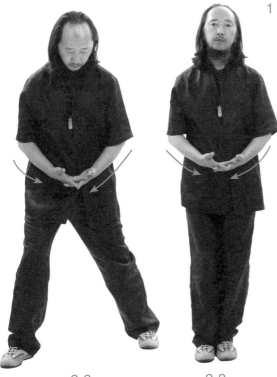

2 收双腿，手部动作不变。
右腿前跨，左腿置后，收
双脚，直立。目光前视，
双手自然交身前。

2-2   2-3

3 双脚分开比肩宽，略曲肘，双手交叠于腹前。

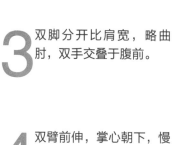

4 双臂前伸，掌心朝下，慢慢向后移至腰间向下。

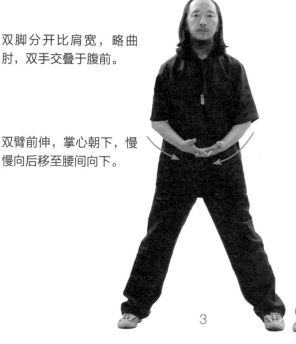

3

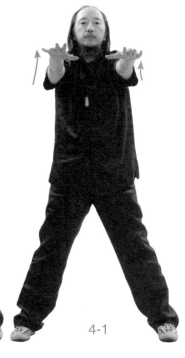

4-1

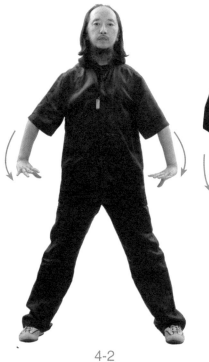

4-2

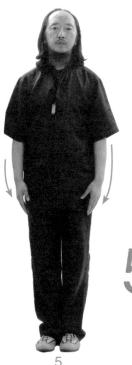

5

关键点
气息慢慢收拢，
身心凝聚。

5 双臂前伸，掌心朝下，慢慢向后移至腰间向下。

图书在版编目（CIP）数据

跟掌门学养生：做一世健康暖美人 / 刘绥滨著. ——
南京：江苏科学技术出版社，2014.6
ISBN 978-7-5537-2997-8

Ⅰ.①跟… Ⅱ.①刘… Ⅲ.①女性 – 养生（中医）
Ⅳ.①R212

中国版本图书馆CIP数据核字(2014)第056582号

跟掌门学养生：做一世健康暖美人

著　　　者	刘绥滨
责 任 编 辑	樊　明　　葛　昀
责 任 监 制	曹叶平　　周雅婷

出 版 发 行	凤凰出版传媒股份有限公司
	江苏科学技术出版社
出版社地址	南京市湖南路 1 号 A 楼，邮编：210009
出版社网址	http://www.pspress.cn
经　　　销	凤凰出版传媒股份有限公司
印　　　刷	北京旭丰源印刷技术有限公司

开　　　本	718 mm × 1000 mm 1/16
印　　　张	13
字　　　数	150千字
版　　　次	2014年6月第1版
印　　　次	2014年6月第1次印刷

标 准 书 号	ISBN 978-7-5537-2997-8
定　　　价	36.00元

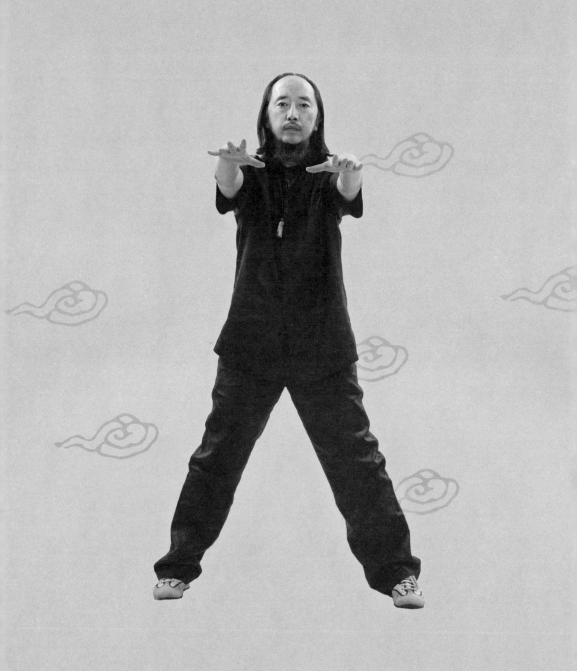